医疗设备
管理与检验技术研究

赵宇楠　金　京　吴志钧　主编

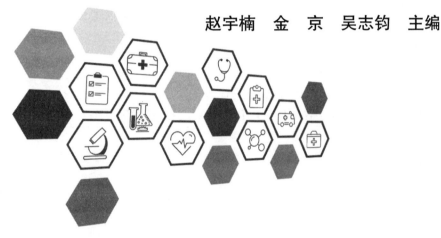

汕头大学出版社

图书在版编目（CIP）数据

医疗设备管理与检验技术研究 / 赵宇楠，金京，吴
志钧主编. — 汕头 : 汕头大学出版社，2021.7
　　ISBN 978-7-5658-4380-8

　　Ⅰ．①医… Ⅱ．①赵… ②金… ③吴… Ⅲ．①医疗器
械－设备管理②医疗器械－检测 Ⅳ．①R197.39②TH77

中国版本图书馆CIP数据核字(2021)第143236号

医疗设备管理与检验技术研究
YILIAO SHEBEI GUANLI YU JIANYAN JISHU YANJIU

主　　编：赵宇楠　金　京　吴志钧
责任编辑：李金龙
责任技编：黄东生
封面设计：刘梦杳
出版发行：汕头大学出版社
　　　　　广东省汕头市大学路243号汕头大学校园内　邮政编码：515063
电　　话：0754-82904613
印　　刷：三河市嵩川印刷有限公司
开　　本：710mm×1000 mm 1/16
印　　张：15
字　　数：250千字
版　　次：2021 年 7 月第 1 版
印　　次：2021 年 8 月第 1 次印刷
定　　价：158.00 元
ISBN 978-7-5658-4380-8

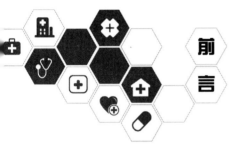

前言

在现代医疗技术不断发展过程中，各种医疗设备是临床诊疗、医学科研不可缺少的关键性诊断设备。其中部分设备成像过程复杂、原理理解较有难度，为了满足医院在职人员及医学院医学人才能力培养提高的需要，我们编写了本书，对医疗设备管理与检验技术知识进行了梳理。

本书包括核医学仪器、生物医疗应用——助听器、电子计算机断层扫描设备的安装与维修、医疗器械管理概述、医疗器械管理法规文件、自动生化分析技术、酶学分析技术等内容，图文并茂、内容丰富，有助于读者明确知识原理，可供医学影像、临床医学、生物医学工程专业的学生和在职人员等参考使用。

本书邀请了医院专家、医疗设备相关专家参与编写，在此一并表示感谢。限于我们的认识和能力，本书还存在不足之处，在此恳切希望读者给予批评指正。

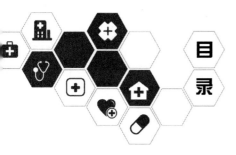

目录

第一章 核医学仪器

第一节 多用途单光子发射型计算机断层扫描仪

1971年英国EMI公司的工程师Godfrey N. Hounsfield设计制作了世界上第一台X线电子计算机断层扫描装置（CT），并在1972年的英国放射学年会上首次公布，正式宣告了CT的诞生。CT的研制成功是医学影像学最重要的成就之一，在临床上迅速得到推广和普及。为此，Hounsfield和在CT影像重建理论上做出重要贡献的美国物理学家Allan M. Cormack共同获得了1979年诺贝尔生理学或医学奖。CT的出现极大地促进了放射性核素CT——发射式计算机断层扫描仪（ECT）的发展。1975年M. M. Ter–Pogossian等利用正电子湮没技术发明了正电子发射型断层扫描仪（PET），在此基础上1976年John Keyes和Ronald Jaszezak又分别研制成功第一台多用途单光子发射型计算机断层扫描仪（SPECT）和第一台专用型头部SPECT。

SPECT是继γ照相机之后又一重大发展的核素脏器显像仪器，具有四大功能：静态显像、动态显像、全身显像和断层显像。SPECT的基本原理是：在体外从不同角度采集体内某脏器放射性核素分布的二维影像数据，经计算机处理重建为三维数据，根据需要可获得脏器的水平切面、冠状切面、矢状切面或任一角度的体层影像，清除了不同体层放射性的重叠干扰，可以单独观察某一体层内的放射性分布，这不仅有利于发现较小的异常和病变，还使得局部放射性核素定量分析进一步精确。SPECT已成为常规的核医学显像设备。

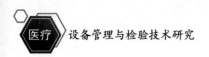

一、SPECT的基本结构

SPECT是在γ照相机的基础上发展起来的核医学影像设备，它实际上是在一台高性能γ照相机的基础上增加了探头旋转功能和图像重建计算机软件，使探头围绕躯体旋转360°或180°，从多角度、多方位采集一系列平面影像，通过计算机的图像重建处理获得各种断层影像。因此，其基本结构主要由探头、旋转运动机架、计算机及其辅助设备等三大部分构成。

（一）探头

根据探头的结构，可将SPECT分为两大类：多探头环型和γ照相机型。前者与CT和PET的结构基本类似，由数量众多的探测器组成环形结构，可以同时探测来自各个方向的射线，因此具有断层灵敏度高、空间分辨率好、成像时间短等优点，甚至可以进行快速动态断层显像。但是因其价格高，不能同时用于常规的平面显像和全身显像，因而未能推广使用，仅在专用型头部SPECT上使用。

γ照相机型SPECT是以通用的γ照相机为基础，其探头的结构与γ照相机基本相同，但是可以借助机架使探头围绕身体旋转360°或180°进行完全角度或有限角度的放射性探测，然后利用专用的计算机软件处理，可以获得符合临床要求的各种断层图像。γ照相机型SPECT同时兼有平面显像、动态显像、断层显像和全身显像的功能，成为当今SPECT的主流，因此本节主要介绍γ照相机型SPECT的一些相关知识。

按照探头的数目，SPECT还可以分为单探头、双探头和三探头SPECT。单探头SPECT只有1个可旋转的探头，其断层显像的空间分辨率较平面显像差，成像时间慢，不能进行较快速的动态显像，但结构简单，价格相对便宜，适合于基层单位使用，也作为大单位的第二台或第三台备用机。此外，它还比较方便配置针孔准直器，适用于小器官或小动物的显像。双探头SPECT有一对可旋转的探头，2个探头可设为固定角度或可变角。固定角（90°）常用于心脏显像，可变角（180°、90°、76°或102°）则适用于各种脏器的显像。双探头SPECT在缩短成像时间和提高系统分辨率的同时，通过配置符合线路或超高能准直器，还可在SPECT上实现对正电子核素的显像，达到一机多用的目的，因而备受国内用户青睐。三探头SPECT则有3个可旋转的探头，采集速度和空间分辨率都有明显提高，所得到的脑血流断层图像的质量已接近PET影像，也可进行心肌快速动态显像，但由于价格昂贵，在综合性医院较少配置。

（二）旋转运动机架

SPECT除了平面显像、动态显像之外，全身显像和断层显像都是在探头和机架的运动过程中完成数据采集的，因此需要有高精度和良好稳定性的运动系统和定位系统，这也是SPECT质量控制的关键之一。

SPECT的机架部分由机械运动组件、机架运动控制电路、电源保障系统、机架操纵器及其运动状态显示器等组成。

1. 主要功能

（1）根据操作控制命令，完成不同采集条件下所需要的各种运动功能，如直线全身扫描运动、圆周断层扫描运动、预置定位运动等。

（2）把心电R波触发信号及探头的位置信号、角度信号等通过模数转换器（ADC）传输给计算机，并接受计算机指令进行各种动作。

（3）保障整个系统（探头、机架、计算机及其辅助设备等）的供电，提供稳压的各种规格的高低压、交直流电源。限于篇幅，下面仅介绍机架运动及其控制系统。

2. 机架运动按其运动形式分类

（1）整体机架直线运动，此时探头处于0或180°，机架沿导轨做直线运动，检查床与导轨平行，主要适用于全身扫描（有些品牌的SPECT进行全身扫描时机架不动而是扫描床移动）。

（2）探头及其悬臂以支架机械旋转轴为圆心，作顺时针或逆时针圆周运动，检查床与导轨垂直，主要适用于断层采集，此时探头倾斜度必须为0。

（3）探头及其悬臂沿圆周运动半径作向心或离心直线运动，主要作用是使探头在采集数据时尽可能贴近患者。

（4）探头沿自身中轴作顺时针和逆时针倾斜或直立运动，主要适用于静态或动态显像时特殊体位的数据采集。

在实际工作中，往往是（1）和（3）或（2）和（3）联合运动，在全身扫描或断层采集过程中使探头尽量贴近患者的体表，以提高探测效率和空间分辨率。

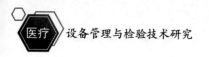

3. 机架运动按其控制方式分类

机架运动按其控制方式分为手动控制和自动运行两种。手动控制主要适用于以下两方面。

（1）数据采集前，根据检查部位、体位、倾斜角、旋转角等要求，把探头运动到指定位置。

（2）在全身或断层扫描前，必须将预定探头运动轨迹的数据输入计算机控制系统。如椭圆断层轨道的预置四点距旋转中心的最近点的定位；检查床的高度定位；预定全身扫描的起始位置等。

自动运行主要适用于全身或断层采集，根据预置运动条件（起始角度和位置、旋转的总角度和运行的总距离等），在计算机的控制下自动运行并同时采集每个角度和位置上的投影数据。

4. 定位控制系统组成

探头及机架的各种运动方式和速度受机架内定位控制系统的控制。定位控制系统主要由3部分组成。

（1）驱动马达控制电路。

（2）位置信息存储器。

（3）定位处理器。

在主计算机的只读存储器（ROM）中有一组标准的位置编码每次开机后，主计算机把标准位置编码传输给机架定位处理器，并储存在定位存储器中。为了保证断层扫描和全身扫描运动时，探头转动角度和机架移动距离的精确度，在每次开机后、紧急停止运动后或机架运动出错后，都要利用计算机机架位置检测和校正程序进行校准。

（三）计算机及其辅助设备

γ照相机已具有相当完善的计算机系统。与其相比，SPECT的计算机系统主要在断层采集和图像重建方面有了很大的变化，在衰减校正、性能测试和质量控制方面也有更高的要求。在下面的内容中将做详细介绍。

二、断层影像重建的原理和方法

影像重建的简单定义是根据已知物体在不同方向上的投影值，求得物体内各点的分布值。在SPECT断层影像重建中则是指从已知每个角度上的平面投影值（测量值），求出断层平面内各像素的放射性分布值。影像重建是ECT研制中的一项关键技术，其算法主要包括解析法和迭代法，前者以滤波反投影法（FBP）的使用最广泛，后者以有序子集最大期望值法（OSEM）为代表。以下简要介绍这两种重建方法，同时为了便于理解，对简单反投影的主要步骤也略加介绍。

（一）简单反投影

反投影是把来自一个方向的投影值反向投影到相同方向矩阵的每一个像素中去，然后将各个方向反投影到各个像素中的数值相加而成像。以位于物体中心的一个点源为例，设采集矩阵为5×5，探头围绕该物体的中轴旋转，在各个方向对它作平面采集成像，皆得到同样的结果，即在每个平面影像上的像素（3，3）处出现同样的投影值（设为1）。从每一张平面影像只可得知点源位于正中，但不知其深度。假如在前位将投影值1皆反投影到一个新的相同矩阵中，使第3行各像素中的数值皆为1，在侧位反投影则第3排各像素中的数值皆为1，将各像素的数值相加，则像素（3，3）的数值为2，高于其他像素的数值。在中轴方向从上向下用每一层像素值成像即为横断层影像，可见第三层中心出现浓影，正确地显示了点源的立体位置。以下是最简单的数字式表达。

在第三层的后和左、右2个反投影方向上，与最浓影像（即真正影像）同行同列的各像素也因由数值1而呈淡影，故第三层的影像是以较浓的真正影像为中心的较淡的十字形影像。如果采集角度增加，反投影增加，则会在真正影像的四周出现星形伪影，称作影像的发散（blur）。

（二）滤波反投影

滤波反投影法属于解析变换方法的一类，它是以中心切片定理为理论基础的求逆过程，首先在频率空间对投影数据进行滤波，再将滤波后的投影数据反投影得到重建断层图像。

一个点源的每一个投影值实为一个倒钟形放射性剖面曲线，中央计数最高，两旁有高坪台，然后计数迅速下降。影像的发散是由于相邻反投影曲线两侧边缘部分重叠所致，若能将剖面曲线修正为一个中间振幅不变而两侧边缘为负值的曲线，将它们反投影后，其中间部分仍相互重叠成像，边缘部分的负值重叠仍为负值就不能显影了，这样就可使中间部分构成的影像清晰地显示出来。外周的不交叉重叠的反投影数值较由多次重叠而形成的中间影像数值低得多，利用窗/阈技术很容易将它们抑制而使之不显影或影像甚淡。

修正剖面曲线的方法是滤波，即用一个滤波函数或称卷积核与投影剖面曲线卷积分。对空域表达进行滤波必须进行卷积分，速度很慢，影像重建所需要的投影阵列很大，因此利用这种方法修正各投影剖面曲线需要相当长的时间。若将投影值的空域表达经过傅里叶变换转化成频域表达，即数值幅度随空间频率的变化 [F（μ，v）]，则滤波运算变为简单的乘法，用计算机运算十分方便。因此实际上滤波反投影包含以下4个步骤。

（1）将投影值进行傅里叶变换。

（2）变换后的投影值乘以线性斜坡（Ramp）函数。

（3）滤波后的投影值进行反傅里叶变换。

（4）反变换后的投影值进行反投影。

（三）迭代重建法

迭代重建是以收敛为基本特征的算法处理，从一个假设的初始图像出发，通过多次迭代运算和比较，使重建数据与实际图像数据一致。迭代法求解过程是：在重建开始时任意给出一组初始横断面估计数据，通常设定一个各像素全为1的数据矩阵，矩阵大小与原始采集矩阵一致。由初始估计数据进行模拟投影数据计算，将计算所得的投影数据与原始投影数据比较，获得各个像素的修正量。以此为依据，对初始图像数据矩阵值进行调整。调整后的图像按上面步骤重复进行，经过多次循环迭代，直至达到预定精度。

为了加快收敛速度，减少运算时间，提高图像质量，人们提出了很多快速算法，其中有序子集最大期望值法（OSEM）是最为常用的一种快速迭代重建算法，它是在最大似然期望法（MLEM）的基础上发展起来的。

MLEM方法旨在寻找与测量的投影数据具有最大似然性（ML）的估计解，其迭代过程是由最大期望值算法（EM）来实现的。由于是以概率统计模型为基础，MLEM重建法具有很好的分辨率和抗噪声能力，是目前公认最为优秀的迭代重建算法之一，尤其是在处理统计性差的数据时，更能显示出它相对于解析法的优越性，但是这种方法仍然存在迭代法的运算量大、运算时间长等缺点。MLEM

方法在每一次迭代过程中，使用所有的投影数据对重建图像每一个像素点的值进行校正，重建图像被替换1次。完成1次图像重建，往往需要数十次迭代，过长的重建时间使其难以在临床上实际应用。

OSEM方法在每一次迭代过程中将投影数据分成N个子集，每一个子集对重建图像各像素点值校正以后，重建图像便被更新1次，所有的子集运算一遍，称为一次迭代过程，它所需要的运算时间与FBP重建的时间基本相等。在MLEM方法一次迭代过程中，重建图像被更新1次，而在OSEM方法中，一次迭代定义为所有的子集通过一次投影校正，无论将投影数据划分为多少个子集，其一次迭代运算时间是相同的。比较MLEM法和OSEM法，两者一次迭代运算的时间相同，且子集划分数目N与迭代次数乘积相同时，两者重建图像质量相近，相当于运算速度提高了N倍，所以OSEM方法具有加快收敛的作用。子集划分个数增加，迭代收敛速度加快，迭代次数减少，但子集划分个数并不是越多越好，它和图像重建质量之间存在均衡关系，在临床应用中必须选取合适的子集个数，这样才能在提高运算速度的同时，确保重建图像质量。

近年来，在核医学断层影像设备（包括SPECT和PET）中都配置有FBP和OSEM影像重建软件，它们各有优缺点，在实际应用过程中可以根据具体情况选择使用。

三、采集条件的选择

SPECT的图像采集方式除了普通γ照相机已有的静态采集、动态采集、门控采集和全身采集之外，还有断层采集和门控断层采集。相对于γ照相机的二维采集，断层采集条件的选择有其特殊的要求，下面主要介绍这方面的内容。

（一）矩阵

如前所述，矩阵越大，像素单元越小，影像越清晰越细致，分辨率也就越高。但也不能一味单纯追求大矩阵，否则每个像素单元在单位时间内所获得的计数值减少，反而会影响图像质量。SPECT断层显像时需要进行多角度采集，在显像剂用量一定的情况下，每个角度的采集时间都不宜过长，否则会超出一般患者耐受的限度。为保证每个像素有足够的计数，降低统计涨落对图像质量的影响，只有适当降低矩阵的大小。此外，断层显像的原始数据量要远大于常规二维显

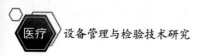

像，加上由于影像重建、滤波、衰减校正等运算的增加，大大增加了储存容量和处理时间，因此需要根据放射性总计数，恰当地选择矩阵。从另一方面来说，采集矩阵还受到探头系统分辨率的限制，临床应用时像素的大小等于1/2FWHM最合适。SPECT的FWHM常为12～20mm，因此要求像素为6～10mm，对大视野探头来说正是64×64矩阵。因此，综合考虑分辨率、灵敏度和采集时间之间的关系，SPECT断层显像一般常规选择64×64矩阵。

（二）断层采集方式和总角度

传统的断层采集方式有两种：步进采集和连续采集。一般认为这两种采集方式的结果没有明显区别，过去一般都习惯于采取步进采集，以被检查脏器的中心为旋转中心，探头旋转360°（双探头180°，三探头120°），每步进5.6°或6°采集1帧，共采集64帧或60帧，每帧25～30秒。对小脏器（如心脏）显像，可旋转180°，同时适当增加投影数（步进3°）和采集时间，以提高影像质量。

传统机架进行断层采集时，无论是步进式还是连续采集，都只能采集完一帧再采集下一帧，共需耗时30～40分钟，这在使用短半衰期核素显像（如用双探头符合线路进行[18]F-FDG SPECT/PET显像）时就会受到明显的影响。由于所需采集时间较长，而放射性示踪剂的半衰期又<2小时，这就使得传统断层采集方式所得到的图像呈严重的不对称，即刚开始采集的信息量大，越到后面，信息量越少，这样的原始数据重建出的图像，其断层均匀性很差，只能采用人为后处理进行校正。现在已有厂家利用滑环技术，改变了传统SPECT的断层扫描方式，每2分钟采集1圈，立即进行影像重建（实时重建），若信息量不够，继续采集直到信息量达到要求为止。这样既能保证图像的质量，从根本上解决由于短半衰期放射性示踪剂衰变而导致的断层图像质量差的问题，又可在得到满意图像的基础上缩短采集时间。

（三）旋转半径

人体前后径一般小于左右径，以略大于1/2横径为探头旋转半径，则探头旋转到前位和后位时探头表面必然与体表之间存在一定距离，模型试验证明这种距离将降低分辨率。如果探头沿椭圆形轨迹或按体表轮廓轨迹旋转采集，这一情况将得到明显改进。模型试验表明，这种改进使FWHM减少1.5～2.5mm，病变对比度提高2.8倍。探头非圆形轨迹旋转由计算机控制，也可保持探头仍进行圆形旋转，由计算机控制检查床上、下、左、右移动来实现探头表面尽量贴近患者体表，这样可有效提高分辨率。进行脑断层显像时，还必须注意使探头尽量贴近头颅旋转而避开双肩的干扰，否则影像质量将明显下降。

（四）采集时间

采集时间包括每投影剖面的采集时间和总的采集时间，它们的选择依据为断层图像的统计精度要求。一般而言，SPECT重建影像所需的原始信息不应少于10×10^6计数。例如，采取步进式采集，每步进6°采集1帧，共采集60帧，则每帧（每个投影剖面）的采集计数应为1.67×10^5。在正式采集开始前，将探头置于0°或180°位置用计数采集方式，即可求出每次投影所需采集时间及总采集时间。总采集时间一般不宜过长，因为患者的体位尤其是受检部位的固定十分重要，如果患者不能坚持而中途发生身体移动，就会前功尽弃。患者情况特殊时，应根据情况决定患者耐受的时间；小儿及不能配合的成人，还应事先给予镇静药。

四、衰减校正

SPECT成像与CT存在明显的不同之处，CT用于成像的基本信息就是人体对X线的衰减，而在SPECT中，辐射源处于人体内部，希望获得的影像是体内辐射源未经衰减的强度分布，但实际上γ射线在体内的传播过程中存在明显的组织衰减，这使得系统很难确定体内辐射源强度的绝对值大小。目前SPECT显像最常使用的放射性核素的γ射线能量低，范围为80～140keV，人体组织对这个能量范围内的射线有明显的衰减作用，体内衰减可达到50%～80%。衰减对影像质量的影响相当大，如果在图像重建过程中忽略人体组织对γ射线产生衰减的影响，就会使所得的图像失去定量的意义或产生伪影，因此SPECT在图像重建之前必须设法消除由于射线在到达探测器之前的衰减所引起的误差，这就需要进行准确地衰减校正。

衰减校正是断层显像最重要的校正之一，有均匀衰减校正和非均匀衰减校正两类。

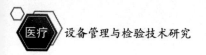

（一）均匀衰减校正

所谓均匀衰减校正是假定被测物体的递质吸收 γ 光子均匀而建立的方法。下面介绍一种常用的方法。

不经衰减校正的柱状模型断层影像必然是逐渐向中心凹陷的放射性分布曲线，根据中心和边缘的计数和模型半径可以粗略计算出线性系数 μ。

具体测试方法如下。

（1）用Jaszezak模型或自制适当模型，其中至少有一层活性均匀的区域，有1个或数个已知不等大小的冷区。模型中含$^{99}Tc^m$-400MBq（11mCi），混匀后密封。

（2）模型长轴与探头旋转轴平行。

（3）按临床常规进行采集，但计数需达到100M计数左右。

（4）进行均匀性校正和Ramp滤波重建影像。

（5）在验收时应用日后所有可能会用到的采集和处理条件重复本试验。

（6）对横断层影像的均匀区进行剖面分析，求出用于$^{99}Tc^m$的衰减系数 μ。经校正后，均匀区的剖面曲线不应再有 ±10%均数的波动。

（7）用ROI计数计算出可显示的一些冷区靶和四周本底均数的比值，即对比度。

（8）仔细观察有无伪影，伪影的最可能原因是均匀性不好。对原来可以显示的冷区显示不良，表明可能是由于COR或能窗有误所致。

（二）非均匀衰减校正

非均匀衰减校正采用迭代法作为衰减校正的运算基础。在迭代过程中考虑到衰减因素并代入计算就可以作衰减校正，但是首先必须求出衰减在体内的分布情况（即衰减图），可以用透射显像（如X线或^{68}Ge）来测量衰减在体内的分布。由于迭代法中引入了衰减图，校正是针对具体的衰减分布进行的，对于非均匀衰减的情况迭代法能校正出较为理想的重建图像，所以迭代法目前已被越来越多地应用于SPECT系统。例如，对 γ 射线吸收差异最大的部位是含有肺和骨骼的胸部，尤其是^{201}Tl心肌影像，因 γ 射线能量低吸收差异相当大。为了准确地校正被测物体对 γ 射线的吸收，采用一个外部放射源，根据类似CT成像的方法，求得被测物体不同递质吸收 γ 射线的分布，进而使用迭代法进行衰减校正。

早期SPECT的衰减校正都使用计算机软件进行均匀性衰减校正，它的优点是方便、快捷、成本低，但是精确性较差。随着临床对核医学影像定量测试要求的提高，SPECT的衰减校正开始使用穿透源如^{68}Ga来获取人体各部位的准确衰减值图谱，以此提高衰减校正的准确性。后面将介绍的目前广泛应用的SPECT/CT系统则是使用X线作为衰减校正的穿透源，更为方便。

五、性能测试和质量控制

SPECT断层显像的图像重建是建立在多投影平面显像的基础之上，这些平面影像的质量决定着断层影像的质量，平面显像中的任何不足都会在重建过程中被相加甚至相乘而放大，表现为断层影像上更明显的不足，因此要求SPECT除了必须具有比一般γ照相机更高的精度和稳定性之外，还应直接实测有关断层显像的性能指标。质量控制是获得高质量断层影像和可靠数据的一个重要环节，只有严格的质量控制才能获得准确的诊断依据，这是临床应用不容忽视的问题。

IAEA早在1989年12月22《γ照相机–SPECT系统质量控制》文件中就建议，除了一般γ照相机的性能测试指标外，还需增加一些有关断层显像的性能指标测试。参考这一文件，并根据实际情况提出以下外加测试项目和测试周期。

（一）物理和机械方面的一般检查

（1）检查整机各部件有无损坏。

（2）支架是否垂直将水平仪分别放在探头位于0°和180°时的探头y轴上，2个读数应相同。

（3）检查紧急制动按钮及所有安全装置的功能。

（4）探头y轴应平行于床的水平长轴以分别测定探头位于90°和270°时床与探头的间距，两者之差应<1cm。

（5）显示器上的探头角度读数应与实测值一致。

（6）探头旋转检查旋转速度是否稳定，必要时用停表对各节段的旋转速度进行实测。观察探头在旋转中有无颤动、有无机械噪声，旋转停止得是否正确。应注意不同准直器的适当配置。

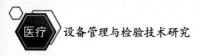

（二）测定像素大小

在准直器的x轴上位于视野边缘内5cm处放置2个^{99}Tc^{m}点源（Φ<2mm）进行平面显像，矩阵256×256，采集50k计数，测定两者的中心距离（误差在1mm内）。然后将点源放置在y轴上按同样方法显像。在影像上实测2个点源影像中计数最高处之间的像素数，用已知距离除以此像素数即得每一像素的大小（mm）。x轴和y轴上测得值之差应<5%。像素大小与所用矩阵大小和准直器有关，故须分别测量。实测值应与理论值相同并长期保持稳定。x、y增益或A/D转换改变会使测量值发生改变。

（三）旋转中心漂移的测量和校正

旋转中心（COR）是指探头的机械旋转中心，正常时应与计算机矩阵中心相一致，表现为置于矩阵中心的点源的重建影像成点状，其中心与矩阵中心重合。如影像中心偏离矩阵中心，表明机械旋转中心有漂移，通常以偏离的像素数表示旋转中心漂移的程度。与此同时，可见点源影像发散成环形伪影，将大大降低空间分辨率。事实上由于机械和重力的原因，旋转中心漂移是旋转型γ照相机固有的缺点，少数情况下也可由电路漂移或A/D转换增益改变而引起相同的表现。因此需要定期对COR进行测试并加以校正。方法如下。

（1）用水平仪测定探头在轴上无倾斜，且与旋转轴平行。

（2）将^{99}Tc^{m}点源（11.1MBq/0.1ml）置于估计的旋转中心处，然后将探头先后放在0°和90°位置，调整点源，使之在显示器上的影像正位于矩阵中心。

（3）采集条件为矩阵128×128，64帧/360°，10k计数/帧。

（4）计算实得影像与矩阵中心的距离为漂移值，验收时应<0.5像素（±1.5mm）。

（5）根据旋转中心漂移值计算出各投影的COR校正因子并存入计算机中，在影像重建时用以校正COR漂移，以消除其带来的影响。

（6）不同准直器和不同矩阵的COR校正因子不同，应分别测量。

现在的SPECT一般都配置有专门程序自动进行COR校正。该程序先用一标准点源或线源在360°内采集一组数据，对旋转中心在每个角度位置的变化建立一组校正值，然后用该组校正值去校正每一个投影剖面。

（四）断层均匀性测试及其校正

用于SPECT的γ照相机平面均匀性应＜±4%，进行均匀性校正后有可能接近±1%，只有这样才能获得满足临床要求的重建影像。平面均匀性＞±6%者不宜用于断层显像。

用面源建立均匀性校正因子时，面源活度为185MBq（5mCi），计数要尽量高，使每个像素的计数标准差不能＞1%。矩阵64×64时总计数应＞30M计数；若矩阵改为128×128时，计数增加4倍，即达到120M计数，才能达到同样精度。因此，测量时间是很长的。不同准直器、不同核素和不同矩阵需要分别建立各自的校正因子。

断层均匀性测定方法：

（1）圆柱模型高250mm，内径200mm，内盛^{99}Tc^{m}溶液370MBq（10mCi），充分混匀后密封。置模型的长轴与旋转轴平行，并尽量对准。

（2）矩阵64×64，64帧/360°，共采集40M计数。

（3）进行均匀性和衰减等校正。

（4）用Ramp滤波（不加窗函数）重建影像，层厚2～3像素。

（5）影像分析均匀性良好应无水平或垂直线影和环形浓影或淡影。线影是由于A/D变换微分非线性不佳所致，环影则是由于探头均匀性不良所形成，越靠近中心越明显，称为牛眼伪影。计算出各层面的积分均匀性和微分均匀性，其方法和可接受的限度均与γ照相机性能测试相同。

（五）断层分辨率

1. 无散射的情况下（在空气中）

（1）置^{99}Tc^{m}点源（20MBq）于旋转中心处，旋转半径15cm，用临床实用条件进行旋转采集，每一投影10k计数，用Ramp滤波重建影像。

（2）置点源离旋转中心10cm处，重复以上显像。

（3）用相同条件进行平面显像。

（4）对点源作水平和垂直两个方向上的剖面曲线分析，计算出各自的FWHM。

（5）点源的断层影像呈圆形，故水平与垂直方向上的FWHM应相同，置于中心和离中心10cm处的FWHM也应无差别。断层影像的FWHM不应比平面影像者（标准值为12mm）大10%。若结果不满意，可能是旋转中心漂移所致。若排除了这一原因，则可能是由于探头在旋转中发生颤动。

2. 有散射的情况下

（1）将上述点源置于盛水的柱状模型中央，进行同上的断层显像和衰减校正。

（2）同上计算水平和垂直方向上的FWHM，两者应无差别。

（3）当旋转半径为15cm时，FWHM一般应<16mm。若明显大于此值，或间隔6个月改变较大，表明仪器性能不良。

（4）若在无散射情况下测得值合格，而有散射时不佳，最可能的原因是能量窗有问题，应加以检查。

（六）断层影像z方向的分辨率

（1）显像方法同上述无散射分辨率测试，层厚为1像素。

（2）找出点源影像最清楚的一层，求出计数最高的像素光标（x，y）和计数值。进一步求出相邻各层同样（x，y）的像素计数值，直至计数值小于或等于最大计数值的5%为止。将所得沿z方向的各计数值作剖面曲线分析，计算出FWHM，再根据矩阵大小换算成毫米。

（3）此值应与上述空气中水平与垂直方向的数值近似，差别应<10%。

（七）灵敏度和均匀性随角度的变化

由于磁场作用、温度变化和机械方面的问题，探头的灵敏度可能随角度的变化而变化。

（1）将$^{99}Tc^m$面源20MBq（540μA）或均匀度<±2%的^{57}Co面源牢固粘在探头准直器表面，用64×64矩阵，每一角度至少采集1M计数。

（2）进一步作快速和慢速连续旋转采集，旋转时间分别为4分钟和30分钟。

（3）记录每一角度的总计数（若测量时间差别>60分钟，需进行衰变校正），同时根据每一角度平面影像计数的均值，分别计算出UFOV和CFOV的计数均值、标准差和最大误差，作为灵敏度及其变动范围。

（4）计算每一角度平面影像的积分均匀度。

（5）灵敏度的变化应小于均值的±1%。若大于此值需加以校正。

（6）连续旋转采集作类似分析（按等时间取计数值），快速与慢速结果应十分相似。比较探头上升和下降时的计数变化。

（八）整体性能

本试验有助于观察在近似临床实际情况下SPECT的整体性能。

对比度可以说明一个系统能显示多大病变的能力。断层显像是一种低计数、低空间分辨率的显像，但由于它排除了病变上下放射性本底或非病变组织内放射性的干扰，从而增加了病变与本底间或病变与非病变组织间的计数对比度，弥补了上述不足而成为比平面显像能较灵敏显示较小病变的方法。对比度与系统的很多性能和显像条件有关，特别是能量分辨率、散射的贡献和重建时所用滤波函数。当病变与系统的空间分辨率相近或更小，或病变仅部分占据重建层面时，断层对比度会下降，这两种作用称为点扩散函数（PSF）效应和部分容积效应。用本试验可测得对比度数值，有助于综合评价系统的各方面性能。

六、操作检查

每日操作前检查与γ照相机相同，此外还应对机械部分进行仔细检查。

第二节　正电子发射型断层显像

正电子发射型断层显像（positron emission tomography，PET），它既是一种射线断层显像技术，也是实现这种显像的仪器的称谓。

正电子是一种放射性核素发射出来的带正电荷的电子（β⁺），其质量与带负电荷的普通电子相同。它是一种反物质，在递质中仅运行极短的距离，在失去动能的瞬间立即与邻近的普通电子结合而消失，其质量转化为一对能量相等（511keV）而方向相反的光子，这一过程称作湮灭辐射。将发射正电子的核素引入体内，其发射的正电子经湮灭辐射转换成的成对光子射至体外，由PET的成

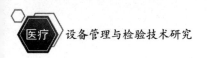

对符合探测器采集，经过计算机重建而成断层图像，显示正电子核素在体内的分布情况，称为正电子显像或PET显像。

一、基本结构

PET的基本结构与其他核医学影像设备相似，由探测器（探头）、电子学系统、扫描机架等部分构成的主机，以及计算机数据处理系统和显示记录装置、同步检查床等部分组成。

探测器是PET显像仪的核心部分，它由闪烁晶体、光电倍增管和高压电源组成。探测器的性能优劣直接影响PET的整体性能好坏，因此探测器的结构、材料，以及电子学线路的研究和改进是PET设计的重要内容之一。

PET的电子学系统包括信号放大器、采样保持、能量甄别、时间甄别、符合逻辑、模数转换（A/D转换）、定位计算和数据缓存等电子学线路。它们的主要功能是把两组光电倍增管输出的微弱电脉冲信号进行必要的放大、采样保持、求和、甄别后送入符合线路，符合线路输出的符合信号经模数转换器（ADC）转换成数字信号后，连同定位计算获得的地址（x，y）送入数据缓存器，计算机以此为依据进行一系列数据处理和图像重建。对电子学线路的要求是，符合时间宽度尽可能小，以利于抑制散射和随机噪声；线路响应速度尽可能快，从而减小通道的饱和率和系统的死时间，以利于提高系统的分辨率。

PET的数据处理系统和显示记录装置与SPECT相似，这里不做详细介绍。

二、探测器

（一）探测器的结构

PET的探头是由若干探测器环排列构成。探测器由晶体、光电倍增管和相关电子线路组成，许多探测器紧密排列成环，多个探测器环再排列成一个圆筒。探测器环数的多少决定了PET轴向视野的大小和断层面的多少。PET的轴向视野是指与探测器环平面垂直的PET长轴范围内可探测真符合事件的最大长度。因此，探测器环数越多的探头的轴向视野越大，一次扫描可获得的断层面也越多。

晶体和光电倍增管是探测器的核心部件，它们排列的方式决定了探测器的结构。最前端的晶体通过光电耦合连接PMT的阴极面，PMT连接放大和定位电路。

根据上述组件的连接方式和使用的定位原理，PET探测器可分为多种类型，如Anger型、Quadrant型、Block型等。目前应用最普遍的是Block型，它是一种多晶体组合结构，将上述组件安装于有保护和光屏蔽作用的外壳内构成一个探测器组块（block）。这种结构的优点是，可以用较少的探测器得到较多的环数、较大的轴向视野、较高的空间分辨率和系统灵敏度。也就是说，以较低的制造成本获得更好的系统性能。衡量这种结构的水平一般是看光电倍增管与晶体数量之比的系数，系数越小，性能越好。

常用的探测器结构组合多为4×64组合，即4个光电倍增管与64个微晶体块组合为一个单元。与SPECT不同，PET的闪烁晶体不再是一块平板大晶体，而是将整块晶体用深浅不一的槽切割成8×8=64个小晶体矩阵，也可以直接用独立的小晶体黏合而成。切割的深浅程度不一是为了使每一个小晶体块中产生的闪烁光子按一特定比例分配到4个PMT，从而准确定位入射光子。多晶体结构PET的定位原理类似于γ照相机，通过计算γ光子入射晶体后产生的闪烁光子分布来确定闪烁事件的位置。一个组块在同一时间范围内只能接受1个入射光子，否则将产生脉冲叠加。晶体切割得越小定位计算越精确，但是切割过小会影响探测灵敏度，必须两者综合考虑。

从PET探测器结构看，多块晶体和较少的光电倍增管组合代表着PET的发展新方向。比如，日本滨松（Hamamatsu）公司研制出一种可用于PET探测器的位置灵敏光电倍增管（PSPMT），组合方式为1×32结构，即1个光电管与4×8块晶体为一单元。美国GE公司在其Discovery ST[16]PET/CT机型中也采用PSPMT，组合方式为1×48结构，即1个光电管与6×8块晶体为一单元，能量分辨率达到15%~16%，系统灵敏度提高了20%以上。采用PSPMT组成的探测器在系统分辨率和灵敏度方面都比4×64结构有明显的提高：组块的均匀性的提高，增加了系统对能量的分辨率；由于消除了4个光电倍增管之间存在的无效腔，提高了系统的灵敏度，此外，光电倍增管位置的确定不需要通过光分布来计算，因此晶体不需要切割成不同深度，加工比较容易；由于PMT与晶体数量之比的系数为1/48，使用的PMT数量较少，不仅探测器的稳定性和性能参数均得到提高，制造成本也降低了。

用于PET的闪烁晶体，要求时间分辨好、阻止本领强、光产额高，因此都用高原子序数或高密度的晶体材料制成。目前的商品设备中，高档PET使用掺铈

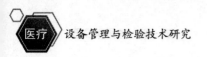

氧化正硅酸镥（LSO）、掺铈硅酸钇镥（LYSO）或锗酸铋（BGO）晶体，这3种晶体的性能各有千秋，在不同的生产厂家都有使用。在低档PET中主要使用NaI（Tl）晶体。

（二）探测器的结构组态

PET的结构组态是指PET投影线的组合方式。获得符合数据的一对探测器之间的连线称投影线，或称响应线（LOR），这些连线是按照一定规律排列的，从投影线可以获得已探测的射线位置信息。正电子符合投影线是扇形束，它们按圆周顺序排列，即若干组探测器排列在圆周上。一组探测器组合称为组块（block），数个组块可组成探测器组（bank），若干组探测器组又组成PET环（ring）。

PET数据采集是根据投影线位置编码采集的，位置编码包括BANK号、PMT号、晶体X号、晶体Y号。每产生一次符合探测信号，就由电子线路产生一组位置编码，并按相同位置编码一一累加。数据采集完成，由事先编好的位置编码取得对应探测器数据，完成PET数据采集和分离。

（三）探测器的性能要求

探测器是PET的核心部件，它的质量好坏决定着PET的性能优劣，为此探测器必须满足以下几点要求。

1. 探测器必须有高探测效率

符合计数时，一对探测器的总探测效率是单边探测效率的平方。若一个探测器的探测效率为0.8，则符合探测效率仅为0.64。因此它比普通核素显像对探测器探测效率的要求更高。

2. 探测器必须有短的符合分辨时间

PET影像的质量会因为噪声计数的增加而变坏，若把非真符合计数全都归于噪声计数，随机符合也是噪声源之一。随机噪声计数与符合分辨时间成正比。

3. 探测器应有更高的空间分辨率

探测器空间分辨率主要取决于晶体材料及尺寸大小、光电倍增管的数量和性能。晶体尺寸越小、光电倍增管数越多或性能越好（如使用位置灵敏光电倍增管），探测器的空间分辨率越高，但是符合探测的物理特性决定了它的空间分辨率存在极限。正电子湮灭作用产生的γ光子对实际上并非保持180°发射，它们之间存在着0.5°左右的偏差，发射偏差角的存在决定了PET空间分辨率的极限。对于70cm孔径的PET探测器，其空间分辨率的极限值约为3mm。空间分辨率接近极限值时，如果继续减小晶体尺寸，或增加光电倍增管数目，将对改善空间分辨率的影响甚微，反而带来探测器灵敏度下降和成本增高。因此在确定晶体尺寸大小和光电倍增管数目时，必须根据实际需要权衡利弊。

4. 探测器应有高可靠性和稳定性

探测器的可靠性和稳定性好坏是评定PET系统性能的基本依据，其重要性在所有性能指标之上。光电倍增管的性能会直接影响探测器的可靠性和稳定性，闪烁晶体也是探测器质量的关键。早期PET探测器选用NaI（Tl）晶体较多，它的能量分辨率较高、价格便宜，但密度较低、易潮解、稳定性差。随后的研究发现，BGO晶体密度大、探测效率高、稳定性好，逐渐得到广泛使用。近几年LSO、LYSO等新的晶体材料获得广泛研究，由于它们的某些物理参数优于BGO晶体而被采用，但存在价格偏高等问题。此外，近年来由于采用了大块切割晶体和整体探测计算定位等新技术，NaI（Tl）晶体在某些机型上又重新得以使用。

三、图像采集

PET的数据采集有多种形式。采集过程包括空白扫描、透射扫描和发射扫描。发射扫描又可从空间上分为2D和3D方式；从时间上分为静态、动态和门控采集；此外，还有全身采集等方式。

（一）空白扫描

空白扫描是当扫描视野内只有空气递质时，用扫描仪内配备的外源性棒源来进行的一种信号采集方式。棒源是将放射性^{68}锗（^{68}Ge）装在中空的小棒内，用于PET的质控和透射扫描，不用时扫描仪自动将其收入探头外的铅屏蔽容器内。空白扫描是每天必做的一项质量控制任务，每天早晨由计算机自动控制进行。扫描时，^{68}Ge棒源自动贴住探测环从屏蔽器中伸出并绕中心旋转，使各探测器均匀地接受辐射。空白扫描的目的有2个，其一是监测探测器性能随时间发生的漂移。空白扫描的结果经探测效率归一化校正后，以正弦图的形式提供，并与标准化正弦图比较，达不到要求的探测器组块在正弦图中显示为黑色条纹，变异超过

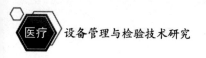

某一阈值时会报警。当不符合的探测器组块较多时，应重新测定探测效率归一化校正系数图。空白扫描的另一目的是与透射扫描一起计算衰减校正系数。

（二）透射扫描

当人体位于扫描视野内时，外源性棒源环绕人体进行旋转，扫描仪对其发出的并穿透过人体的光子进行采集，称透射扫描。由此可见，透射扫描所探测的光子并不是体内的示踪剂发出的光子，而是由体外放射源发出并穿透身体的光子。透射扫描时^{68}锗（^{68}Ge）棒源与空白扫描相同，自动从屏蔽器中伸出，然后绕着身体旋转进行采集。透射扫描与空白扫描唯一的区别是空白扫描视野中没有患者。空白扫描与透射扫描相结合用于计算人体各部分组织的衰减校正系数，用于补偿发射光子对在穿越机体时被机体组织所吸收的部分，即进行衰减校正，使PET最后的显像结果能真实反映正电子显像剂在体内的分布。对PET/CT来说，衰减校正由CT数据来完成，不需要用^{68}Ge棒源进行透射扫描。

值得注意的是，透射扫描与相对应的发射扫描是一对配对扫描，必须保证这两个扫描期间，患者的位置是一样的，否则衰减校正后的重建图像中将会出现严重的伪影。

（三）发射扫描

PET扫描仪对正电子显像剂注入机体后产生湮灭辐射所发出的 γ 光子对进行采集，叫作发射扫描，其目的是通过探测体内的湮灭光子对获得示踪剂所在位置的信息，即获得示踪剂在体内的空间分布。发射扫描有几种不同的数据采集方式。

1. 2D采集与3D采集

拥有多环探测器的PET在环与环之间设置了可自动伸缩的隔板，这些由铅或钨等重金属射线屏蔽材料制成的隔板，起着阻止来自其他环中光子干扰的作用，理论上只允许同环内的探测器相互形成投影线，防止错环符合事件发生。但实际上并不能阻止相邻环之间的符合事件发生，它们将成为采集数据的一部分。2D采集是当隔板位于扫描视野内进行的断层采集方式。隔板将扫描视野分成多个切层层面（环），在隔板的屏蔽作用下，探测器只探测到同一环及相邻环的符合 γ 光子对，远隔环的入射光子由于入射角大而被屏蔽在外。因此，散射及随机符合事件明显低于3D采集（散射分数15%～18%vs30%），使信噪比高、轴向分布均匀性好、图像分辨率高、图像校正和图像重建简单、定量处理准确，但灵敏度较低，采集时间较长。

3D采集是当隔板撤出扫描视野时进行的断层采集方式。由于去除了隔板的屏蔽作用，使探测空间扩大为整个轴向视野，系统会记录探测器之间任何组合的符合事件，因而射线的探测灵敏度明显增高。但是与此同时，随机符合和散射符合所占的比例也明显增多，在图像视野边缘会产生畸变，给定量分析带来困难。当注射的显像剂活度偏高时，由于随机符合和散射符合的增加还会导致图像质量降低。此外，3D模式形成的投影线比2D模式多出8～12倍，虽然两者都用相同的数据重组技术，但3D采集的数据计算量比2D采集时大得多，探头环数越多，3D采集的计算量越大，图像重建所需时间也越长。

3D采集灵敏度的提高也并非全面提高，而是在轴向视野内沿轴线方向变化的。在轴向视野边缘因参与符合的探测器数量和2D采集时相近，两者灵敏度接近相同；在轴向视野中心，参与3D采集的探测器数量比2D采集时要多若干倍（取决于探测器环的多少和取样重组的模式），此位置的3D采集灵敏度最高。因此，对3D采集灵敏度的这种变化必须进行校正。

3D采集的优点是灵敏度较高（约是2D采集的10倍）、节省采集时间，最有利于全身显像。缺点是随机符合和散射符合计数较高（约是2D采集的2倍），影响精度和轴向分布均匀性。但随着3D迭代重建技术，余辉时间短的晶体和TOF技术的应用，3D采集已成为PET采集的主要方式。

2. 静态采集与动态采集

静态采集是示踪剂在体内的代谢分布达到稳定后才开始的断层采集方式，采集时间比较长，可以获得重建图像所需的足够计数。动态采集是指对身体某一局部在一定时间内按设定好的时间间隔进行连续不断地断层采集，以显示正电子显像剂在某一局部的动态分布过程，主要用于绝对定量及曲线分析。由于静态采集所获得的信息量大，计算机重建后可得到满意的断层图像，所以在临床检查中一般采用静态方式采集数据，一次采集数据所重建的图像通常称为1帧。动态采集主要是用于反映示踪剂在体内的动态分布过程，每帧的采集时间很短，获得的信息量小，不宜通过视觉直接观察，而是需要进一步处理，通过计算感兴趣区内示踪剂浓度随时间的变化曲线，由房室模型导出各种生理参数用于分析比较。

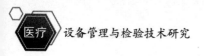

3. 门控采集

PET的门控采集与γ照相机、SPECT原理相同，其本质上是一种周期性重复的动态采集，利用脏器运动的周期性特点，将采集与运动周期同步，是一种为消除器官运动所产生的模糊效应而采用的方式。例如心肌门控采集及胸、腹部检查时采用呼吸门控的方式消除呼吸运动的影响。

4. 全身断层采集

与SPECT的全身显像不同，PET的全身断层采集需依次进行多个相邻床位的静态采集来完成，然后利用图像重建软件将多个相邻的静态采集数据相互衔接，组成一个任意长度的二维或三维全景图像，主要用于肿瘤原发病灶及恶性肿瘤全身转移灶的探查。典型PET的轴向视野为15cm左右，也就是说，每个床位的轴向探测范围是15cm左右，这样全身采集时需要依次进行6~8个床位相邻的静态采集，然后重建成全身图像。

四、数据校正

与SPECT一样，PET也必须通过对采集到的各种数据和影响因素进行校正，以达到提高影像质量和消除图像的伪影的目的。同时，为了对影像进行绝对定量或半定量分析，更须严格完成必要的数据校正。这些校正包括探测器归一化、衰减校正、散射校正、随机符合校正和死时间校正。2D和3D采集模式的校正略有不同，3D模式下的校正要比2D模式的复杂，计算量大得多。

（一）探测器归一化

探测器归一化也称为探测器灵敏度校正。对PET数据进行图像重建时，遵循的基本假设是符合投影线灵敏度一致，但受其各自几何位置和性能差异的影响，例如晶体发光效率、晶体与光电倍增管的耦合、晶体对符合线的张角不同等，使得探测器的实际灵敏度并不一致。对这些造成探测灵敏度差异的因素进行校正的过程称为探测器归一化，它类似于SPECT的均匀性校正。如果探测器接受同一强度的辐射，各符合线上的计数即反映了它的探测效率，所有符合线计数的平均值与该符合线的计数值之比即为各对探测器的归一化因子。因此校正的方法简单说就是，用旋转棒源或均匀的柱源测试系统探测效率的不均匀性，并且将测试结果转换成各对探测器的归一化因子，构成一幅校正系数图。这些因子以文件方式存于计算机中，在对患者进行PET测量时，将测量值乘以相应归一化因子就实现了探测器效率校正。另外，由每天质控的空白扫描也可检测探测器性能的漂移情况，必要时更新校正系数。

（二）放射性核素衰变校正

放射性核素衰变校正用于正电子采集的放射性核素都是短半衰期药物（如^{15}O的半衰期是122.2秒，^{13}N是9.9分钟，^{11}C是20.4分钟，^{18}F是109.7分钟）。随着采集的进行，注入体内的放射性核素会自然衰变。在多帧动态扫描中，核素的衰变与示踪剂的动态分布变化混在一起，使得结果难以解释；在全身多床位静态扫描中，核素的衰变会使图像中的灰度随不同床位呈阶梯变化。为了使采集开始和结束所得数据不受衰变影响，即便是单帧单床位的静态扫描，也必须进行衰变校正。

（三）组织衰减校正

软组织对511keV的光子质量衰减系数约为0.095cm^2/g，半衰减厚度约为7.2cm，对直径约为20cm的头部显像，超过85%的光子被衰减，宽40cm的躯干可将95%以上的光子吸收掉。所以必须进行衰减校正，否则会造成PET图像中外表组织影像过亮，内部组织影像过暗的现象。目前临床最常用的是^{68}Ge棒源校正法，如果是PET/CT，则采用X线透射校正。

^{68}Ge棒源校正是专用型PET显像中经典的衰减校正方法。该方法利用外置的^{68}Ge（1根或多根）棒源先在无受检者时进行标准空白扫描，再对受检者进行透射扫描（扫描位置与发射采集要完全一致），然后逐点比较两者计数差值获得透射校正分值。

因^{68}Ge同样发射湮灭辐射光子且采用了相同的符合计数模式，因此理论上可获得准确的透射校正分值。问题如下。

（1）因受^{68}Ge棒源放射性活度的限制，透射所获得的有效总计数有限，因此衰减校正所花费的时间较长。

（2）几何位置对透射计数中的散射分数和随机计数与发射采集计数之间的差异影响明显，而且在透射-发射序贯采集模式下透射计数还受到发射计数的污染，因此透射图的噪声较大。已有多种方法用于减低透射噪声和提高透射图质

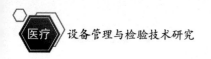

量，如增加^{68}Ge棒源的强度或棒源数量、缩窄透射扇面、采用透射采集窗和透射跟踪采集等。

（四）随机符合校正

随机符合会增加图像的噪声，影响图像的对比度，PET定量分析时必须把这部分非真符合计数去除。一种去除的方法是，从每条符合投影线的数据中计算出随机符合计数，并把它减去。随机符合计数率与活度的平方成正比，而真符合计数率只与活度的一次方成正比，这样在活度较高时，随机符合就成为一个严重的影响因素。

单探测器计数率通常都比符合计数率高很多，所以这种方法测得的随机符合率统计误差较小。

另一种更常用的方法是延迟窗测量法。这种方法的原理很简单，因为真符合事件只在时间窗内完成，而随机符合随机分布在任何时间段上，只要把单探测器的符合时间延长至符合时间窗之外，在延迟窗内获得的符合计数即可认为是随机符合计数。延迟窗与符合时间窗的死时间特性相同，避免了死时间不同带来的测量误差。该方法简明有效、实时在线、速度快、易于实现，商用PET多采用这种方法。但是延迟窗内符合计数率较低，也存在一定统计误差的问题。

（五）散射校正

源于体内正电子湮灭辐射的511keV光子对只有少部分能沿着初始的发射方向到达探测器，大部分光子在体内穿行过程中由于康普顿效应改变了运动方向。2D模式下由于环间隔板的存在，屏蔽了绝大部分散射线，此时散射符合率可忽略不计。但是在3D模式下，由于不存在环间隔板，散射符合计数率变得非常大，增大了图像噪声，降低了图像的对比度和分辨率，必须进行散射校正。

现有的PET的空间结构及采集模式尚无法从根本上避免散射计数的干扰，只能在晶体选择和技术线路设计上尽可能减少散射的比例，或将散射作为PET设计的一个权衡因素。常见的散射校正方法有以下3种。

1. 隔板屏蔽

设置隔板进行物理屏蔽是减少散射计数的可靠方法。隔板虽然限制了散射符合，但同时也限制了跨层面的真符合计数采集，系统的灵敏度大幅度减低，并因此需要延长扫描时间。3D模式采集由于没有隔板屏蔽，散射校正效果较差。

2. 能窗甄别

能窗甄别由脉冲幅度甄别电路完成。光子在被散射后要损失一部分能量，所以理论上缩窄采集能窗范围即可避开散射计数。但是体内散射计数大多来源于小角度的散射，能量损失较小，散射线能量高于350keV，而目前常用的PET晶体（BGO）对高能光子的能量分辨有限，为保证计数率（兼顾晶体内的康普顿散射线），能峰阈值设置较低（通常在350～400keV），因此不能甄别小角度高能量的散射计数。采用能量分辨率较高的晶体（如NaI、GSO和LSO），并提高能峰阈值有助于减少散射计数，但也会部分损失探测的灵敏度。采用双能窗或多能窗技术可以把散射符合与真符合区分开，除去大部分散射符合计数。例如，双能窗校正法分别设置主能窗（高能窗）和康普顿能窗（低能窗）。假设所有的散射符合均有相同的空间分布，则将高能窗中的符合计数减去低能窗中的符合计数，就可得到真符合计数。采用多能窗校正法，可以获得不同能谱段多点康普顿符合和真符合计数率值，通过拟合可以很好地区分两种符合的分布函数，从而更有效地对散射符合进行校正。能窗甄别法简单实用，可有效减少散射计数，但也有可能增大有效计数的统计误差。

3. 数学过滤

数字过滤在图像重建前或重建过程中进行，由软件完成。散射分数可通过模型实验计算或估算，并在重建处理前或处理过程中予以减除或补偿。校正方法有多种，包括卷积/反卷积法、蒙特卡洛法、模型计算校正法等，不同公司使用算法不同，在2D和3D采集中使用的方法也不同。

（六）死时间校正

系统的死时间是指系统处理每个事件所需的时间，它取决于探测器与电子学的时间特性及数据处理器的速度、随机缓存器的性能等诸多因素。如果在后一个湮灭事件发生之前来不及处理完前一个事件，就会造成入射光子的丢失，称之为死时间丢失。造成入射光子丢失的情况有以下两种：一种情况是，当2个光子几乎同时到达1块晶体时，因为2个光子达到的时间间隔太小，以至于它们产生的闪烁光重叠在一起，生成一个又宽又高的脉冲，这种现象称为脉冲堆积。由此计算出的光子能量因超出能窗上限而不予记录，导致2个光子都丢失，称为"瘫痪"

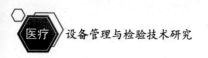

型丢失。另一种情况是，2个入射光子达到晶体的时间间隔比第一种情况要长，但仍短于系统的死时间，在第一个光子被接收并被系统处理时，第二个光子到达，因系统处在不应期，不能"接待"第二个光子而造成光子丢失。这种情况是单光子丢失，称为"非瘫痪"型丢失。

系统死时间造成了符合计数的丢失，这种丢失随计数率的增高变得非常严重。这些计数的损失显然影响了定量分析的准确性，必须对采集数据进行死时间校正。在PET系统中，因不能准确地知道死时间是多少，其校正只能通过试验来确定。死时间校正可以通过一系列活度递增的模型扫描，测定系统的相应计数率曲线，把不同计数率条件下的死时间计数损失进行模型化测试，通过反复试验测算，获得校正模型的参数。死时间校正不止弥补了死时间造成的计数损失，还能有效地减少因高计数率脉冲堆积带来的定位误差，特别是3D模式下的定位误差。

（七）脏器运动校正

在进行PET采集时人体的某些脏器在不断地运动，脏器运动造成的伪影将影响临床诊断。心脏的搏动和呼吸带来的胸腔运动有很强的时相规律，这类脏器运动可以用于与其有相同时相周期的生物信号来同步采集图像（ECG门控，呼吸门控）。在同步信号的调控下采集不同相位的影像，然后把各个不同时相的影像进行归一化配准，达到对脏器运动的校准。实际上人体是一个复杂的弹性体，脏器运动带来的形变远不止该运动脏器本身，人体脏器的运动会引起各部位极其复杂的弹性形变。因此，近年来脏器运动的弹性形变校正已成为PET图像处理的热门课题之一。

五、性能测试和质量控制

当前应用于临床的PET设备品种繁多，探头的晶体类型可分为BGO晶体型、LSO晶体型、LYSO晶体型以及NaI晶体型等；晶体的大小和数量、探测器的环数也有所不同；不同的仪器在准直器或栅隔的使用方面也存在区别；不同厂家生产的PET设备在计算机软件方面（图像重建）也存在一定的差别。各种PET设备不管有什么差别，其性能指标和质量控制要求是一致的。

（一）性能指标

PET显像仪有许多评价其性能的参数指标，这些指标绝大多数是描述探测器的性能，它们决定了PET系统的成像质量、档次和级别。在这些指标中比较重要的包括以下几种。

1. 能量分辨率

能量分辨率是指探测器对射线能量甄别的能力，是用来衡量PET精确分辨光电事件能力的一个参数，以某一能量射线的能量分布曲线的FWHM与该曲线峰位的百分比值来表示。

任何核医学成像设备探测器的能量分辨率都是一项非常重要的指标，它的好坏直接影响探测器的其他性能。PET的能量分辨率主要取决于其所用晶体的光产额、光阻止能力及光电倍增管的性能，它的好坏会影响空间分辨、噪声等效计数率等指标。能量分辨率降低会影响对散射符合甄别的能力，进而影响到图像质量，并使PET定量分析的精度变差。

2. 空间分辨率

空间分辨率是临床最关心的指标之一，因为分辨率的好坏直接关系到设备对病变检出的能力。空间分辨率是指探测器在x、y、z 3个方向能分辨最小物体的能力，即2个相距很近的点源刚好能被分辨开时的两点源之间的距离。一个点源经PET成像后并不是一个点，而是扩展为一个点扩展函数（PSF）的分布曲线，因此空间分辨率是以点源图像在x、y、z 3个方向空间分布函数曲线的半高宽（FWHM）来表示，单位是毫米（mm）

空间分辨率有径向、切向和轴向分辨率之分，分别由PSF的径向、切向和轴向的半高宽（即$FWHM_{径向}$、$FWHM_{切向}$、$FWHNW_{轴向}$）来描述。FWHM越大，说明点源的扩展程度越大，分辨率也就越低。在x-y平面（横断面）上，视野中心的空间分辨最好，靠近视野边缘则逐渐变坏。这是因为位于视野边缘的一对光子到达相应晶体的飞行时间不等，这样的不对称性会造成空间分辨能力降低。晶体的深度效应也是原因之一。

受正电子最大飞行距离的限制（数毫米）和光子对存在反向飞行的偏差角，使得PET的空间分辨率存在2mm左右的物理极限。达到物理极限前，探测器的固有分辨率取决于晶体把高能511keV光子转化为低能光子的转换效率、单个

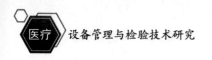

探测模块的尺寸和光电倍增管与晶体的耦合质量。

PET固有空间分辨率的大小并不完全等同于临床的实际成像结果，因为在实际显像中不仅存在组织散射、采集计数有限、衰减校正及图像重建等因素的影响，而且正电子显像剂的种类及病灶摄取显像剂的程度等也会影响到图像的实际分辨率。

3. 时间分辨率

时间分辨率是指正电子探测器可计数的1对 γ 光子之间的最短时间间隔。湮灭光子从入射到被探测记录的时间间隔称为时间响应。光子从入射到探测器晶体表面到转换为最后的脉冲信号并被记录，需要经历多种不确定的延迟，所以各个光子的时间响应并非相等，总体上通常是按高斯（Gaussian）分布。时间响应曲线的半高宽（FWHM）就是时间分辨率，单位是纳秒（ns）。时间分辨率与晶体、光电倍增管、后续电路及探测系统的设计有关。

虽然湮灭光子对是同时产生的，但因飞行路线、时间响应的影响，这2个光子并不能在同一时刻被记录，常有一个时间差。符合时间窗就是为这个时间差所设的限，即2个光子被记录的时间差小于符合时间窗时，就被记作一次符合探测。符合时间窗宽取决于时间分辨率，一般选择为时间分辨率的2倍，它表明了PET系统排除随机符合计数的能力。符合时间窗过宽会使系统的光子探测响应时间随机计数增加；符合时间窗过窄会使真符合计数漏记。

4. 噪声等效计数率（NECR）

PET的符合计数中包括真符合计数、散射计数和随机计数，除了真符合计数之外的计数都属于噪声。对于一个含有一定比例的散射符合和随机符合的数据而言，它的噪声等效计数是在没有散射和随机符合条件下达到同样信噪比所需的真符合计数，是衡量信噪比的标准。可以理解为，噪声等效计数率是所采集的符合数据中真符合计数所占的比例。这一比例越高，采集到的数据信噪比越高，图像的对比度越好，符合成像质量也就越高。

实际测量证明，散射和随机符合计数率与总计数率的平方成反比，NECR随放射性活性的增加呈上升→饱和→下降3个阶段。其中，饱和期是理想的工作区域。辐射强度由小到大逐渐增加，开始时真符合计数率的增加高于散射和随机计数率，NECR逐渐趋于饱和。随着辐射强度的进一步增加，散射和随机计数率的增加高于真符合计数率的增加，此时采集数据的信噪比下降，图像质量变坏。由此可见，符合采集与SPECT采集不同，并非所用的放射性活度越高越好，只有在获得最高NECR时的活度才是最佳活度。所以临床应用时，注入的剂量应以可获得最高的噪声等效计数为原则。

5. 系统灵敏度

系统灵敏度是衡量探测器在相同条件下获得计数多少的能力，是在单位时间内、单位放射性活度条件下获得的符合计数。灵敏度高的PET探测器获得一帧相同质量的符合图像所需的时间较短或所需的正电子显像剂剂量较小。灵敏度主要由探测器所覆盖的立体角和探测效率这2个因素所决定，所以系统灵敏度取决于探测器的设计构造和数据的采集方式，比如3D采集的灵敏度为2D的5～8倍。此外，灵敏度与空间分辨率之间是一对矛盾的指标，提高灵敏度往往以降低空间分辨率为代价。

系统灵敏度对PET来说是一个非常重要的性能指标，因为PET无法像SPECT成像那样，通过增加示踪剂放射性活度的办法弥补系统灵敏度的不足，因此一台系统灵敏度较差的PET不仅存在采集时间延长和示踪剂活度增加的问题，它还直接影响到该系统的成像质量。

6. 最大计数率

最大计数率是探测器在单位时间内能计量的最大计数值。探测器计量的计数率是随辐射剂量的增加而增大的，由于死时间的影响，到达较高的计数率时，探测器的时间响应限制了计数率的增加，这时就出现漏计现象。随着漏计现象的增加，计数率达到饱和。在系统达到饱和之后，即使辐射强度继续增加，计数率不再增加反而下降，同时NECR也会下降。

7. 散射分数（SF）、计数丢失及随机符合

这是一组相互关联的PET性能指标，表征了PET系统在高计数率状态下，对符合事件的处理能力。由于正电子符合计数技术本身的局限性，PET的采集计数实际上仅能记录其测量视野中较小比例的符合事件，其他大部分符合事件被丢失。在所获得的采集计数中不仅包括了真实的符合计数，也包括了由散射及随机符合所造成的错误计数。散射分数是指散射符合计数在总符合计数中所占的百分比，表征PET对散射计数的敏感程度，SF越小，系统剔除散射线的能力越强。计数丢失和随机符合率则主要用于评估PET对高活度、高符合计数率采集的耐受能力，与PET探测器的死时间、脉冲堆积和符合时间窗宽度有关。

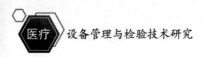

在PET的采集计数中，散射比例、计数丢失及随机符合率受多重因素的影响，其中包括PET机型（包括晶体的种类及其形状、厚薄和外置准直系统的配备）、测量视野中放射性活度的大小和分布、被测量体的形状和组织密度及采集窗设定条件和校正系统等。上述三联指标不仅制约了PET的图像质量，而且制约了PET的显像方式及对PET显像剂的选择性应用。

8. 均匀性

理想的PET系统对视野中任何位置的放射源应有相同的探测能力，即对视野中置入的均匀源所成的图像应为各点计数相同的均匀图像。但是由于制造工艺的复杂性、切割晶体的固有局限性和数据的预分区（模块）处理技术等原因，PET探测器的均匀性整体而言不及SPECT探头。即使是制作精良的PET，其探测器模块之间的探测效率也有所不同，而且在进行PET的3D模式采集时探测器的边缘效应尤其严重，所以在均匀源的图像上会出现计数偏差。通常用相对偏差大小（称为非均匀性）来描述PET的均匀性，相对偏差越小，均匀性越好。一般情况下，PET的系统均匀性下降意味着各模块之间计数响应性能的偏差增大。如果超过一定限度，通常会产生图像伪影和定量计算误差。

均匀性分断层均匀性、体积均匀性和系统均匀性。一般的PET系统都提供专用的程序，可自动完成均匀性测定。图像的非均匀性应＜10%。

9. 校正精度指标

PET显像的突出优势之一在于可以对图像进行定量或半定量分析。多数专用型PET设备都配备有外置的衰减校正装置及相关的计算机软件系统和图像处理程序，用于计数丢失和随机符合校正、衰减校正和散射校正，以保证PET在定量分析方面的准确性。这些校正的精度及图像质量的评价也需要通过模型测试加以检验。常用的校正精度指标包括计数丢失和随机符合校正精度、散射校正精度、衰减校正精度等。

10. 图像质量

在模拟临床采集的条件下，用标准的成像方法来比较不同成像系统的图像质量。以不同大小热灶、冷灶的对比度恢复系数及背景的变异系数作为描述图像质量的指标。

11. 其他性能指标

PET的完整使用需要相当多的配套设施，如外置衰减校正源（^{68}Ge、^{137}Cs及X

线等）、温控系统和检查床移动控制系统。这些配套设施都有相应的性能指标和精度要求，在投入临床使用前也要按照相应的标准进行测试。对于PET/CT，其整体性能指标还有PET图像与CT图像的融合精度。

（二）质量控制

1. 设备质量控制的概念

PET作为一种技术先进、价格昂贵的现代影像技术，其诊断质量主要取决于显像剂的质量、PET图像的质量和核医学医师的诊断水平这三大因素。其中PET图像质量除显像剂外，还受多种因素影响：如显像设备的质量、显像设备的工作状况、受检者的生理和病理状态、图像采集和处理方法、图像的显示方式等。为保证PET的正常运行与图像质量，设备的质量控制（QC）是必需的。设备质量控制是指对设备的性能指标进行一些专门测试，这些测试需按特定的标准（如IEC标准、NEMA标准）进行。此外，在确保PET的系统性能指标符合标准的同时，也要对PET主机及辅助设备进行经常性质控检测。通过质控检测能及时发现各项性能指标的变化并及时检修和校正，从而确保PET显像的质量。

PET的质量控制分为常规质控、验收质控、参考测试以及预防性维护等。

（1）常规质控：是指日常定期对设备进行的性能测试，以便及时发现设备性能的降低，确保设备工作在最佳状态。按照测试的频度，分为日质控（daily QC）、周质控（weekly QC）、月质控（monthly QC）和年质控（yearly QC）等。

（2）验收质控：是指设备安装后对设备进行的全面性能测试，检验设备是否达到厂家标定的技术及操作性能。若验收测试结果表明设备没有达到厂家标定的性能标准，设备不可使用，应由厂家工程、维修人员对设备进行维修调试，达到标准后才能使用。验收测试必须严格按照依据的标准（如NEMA标准）进行，并且应有厂家或供应商代表在场。

（3）参考测试：是指对设备性能进行全面测试，提供全面性能指标的参考数据，评估设备性能的变化。验收测试可作为一段时间内的参考测试，在设备出现较大故障及大修或调试后，或当机器搬迁到新址时，需要重新进行参考测试。

（4）预防性维护：设备在最佳状态下运行，除了上述的质控外，定期对设备进行预防性维护也是必不可少的。对设备进行系统性的维护检查，可在问题萌芽时就被发现，避免造成更大的问题。

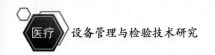

（5）质控的组织管理：必须对质量控制的重要性要有足够的认识，对质量控制工作要有详尽的计划，有专人负责完成或监督完成质控计划。质控结果、出现的问题及维修情况应有记录。根据设备的具体情况，可增加或减少某些测试项目的频度。

2. 常规质控

PET系统通常都附带有常规测试的程序，按程序要求操作即可自动进行。不同厂家的PET系统常规测试的方法及要求略有不同。下面简单介绍主要的常规检测项目。

（1）本底计数测定：扫描仪对本底的计数测定依赖于探头计数的自然统计涨落，测量值反映了探测器的几何位点、空间屏蔽及设计特性，同时也能及时发现辐射污染的存在及扫描仪电子线路和冷却系统的故障。本底计数测定每工作日至少进行1次，并在怀疑有扫描仪故障或周围存在辐射污染时随时进行检测。

与本底计数测定相关的常规巡查项目还应包括：扫描仪机房的温度和湿度，冷却水的温度或风（油）冷装置工作情况，机架探头和电子箱的温度等。启动本底计数测定前还应检查扫描区域内是否存在障碍物及检查床的归位情况。

（2）空白扫描：是每个检查日患者显像前必须进行的一项质控项目。进行空白扫描前必须确认扫描视野内除空气外，没有其他任何物品。空白扫描的作用除了与透射扫描一起用于患者影像的衰减校正之外，还有一个重要的用途是监测探测器的性能，如晶体有无毁损、光电倍增管有无漂移等。通过与标准化设定时所提供的参考空白扫描进行比较，如果某些探头性能指标的变化量超过一定值，就必须进行维修和调整。

（3）均匀性测试：均匀性是反映PET系统的完整性发生改变的关键性指标，每个工作日都要进行测试。均匀性测试可采用PET扫描仪同机附带的透射源（如2D采集用^{68}Ge透射棒源或^{137}Cs点源），或采用低剂量的^{68}Ge均匀体模型（如3D采集或连续旋转采集）。为消除统计涨落的影响，采集计数至少要达到每扇面线20 000个计数。采集结果要与经归一化校正后的标准空白扫描测量值进行对比，如单个探测器模块的变异值<10%及全部探头模块的平均变异值<3%，而且在正弦图上未见异常的线响应缺失存在，则提示扫描仪器的状态符合常规工作要求。否则要予以记录、查找原因和检修故障，并重新进行均匀度的归一化校正。

（4）归一化校正：正电子探测器的探头模块之间在探测效率方面存在较大的差异，而且在连续工作后模块及电子线路的性能会发生漂移。如不能进行经常性校正，符合线响应的差异可逐步增大，超标差值甚至可达4~5倍并导致图像失真。另外在PET机架出现过任何机械性和温控性故障或电子线路发生故障后，探头各模块的探测效率及系统均匀性也会发生显著改变。所以对PET要进行经常性的归一化校正，通常的间隔期为1~2周。另外，对PET的机架及电子线路部分进行任何检修后均要重新进行归一化校正。归一化校正在PET的软件系统都配有自动运行程序，操作简便。校正结束后可进行一次均匀性测试以检验校正的准确性。在进行归一化校正的同时，还应注意观察近期内是否存在符合探测能量窗（包括光电峰和康普顿散射峰）的漂移及定标因子的变化，如出现问题，应采用标准测试方法进行系统的调试和性能测试。

（5）其他质控检测：根据PET机型的不同，其他质控要求也各不相同。例如，与X-CT同机的PET仪器要定期进行X-CT扫描和PET发射扫描的对位校正（宜每月1次）；对不同的透射源（如^{68}Ge棒源、^{137}Cs点源及X线系统）要进行放射性强度和能窗或电流及X线能谱的校正，间隔时间可为6个月至1年（^{68}Ge棒源要及时更换）。

（6）辅助设备的质控检查：PET全身检查的移动和衔接要依赖于检查床的精准移位，否则也会影响PET的图像质量，因此有必要定期（每年至少1次）校正检查床移动的精度。对测量各种正电子放射性活度的强度仪也应该按照有关标准进行定期标定（6个月或1年1次）。其他用于PET动态及定量分析的辅助器具如血糖测量仪、血气分析仪、液体容器及专用注射器等也要按照相应的规定定期测试或标定。

3. 验收质控

在完成PET安装后必须对PET整机（包括主机及附件）进行系统的性能测试，以检验PET设备的各项性能指标是否能够达到规范的或在购买前所约定的出厂系统要求。PET整机的生产工艺及电子线路较为复杂，而且PET的主机及附件的零配件可能由不同生产地提供，运输及安装过程又容易造成零部件的显性或隐性损害。因此，在PET正式运行前进行系统的性能测试是必要的，这样不仅保障设备合格使用，同时也为今后的日常维护及常规质量控制建立基本的数据库。

PET的性能指标除了与系统的硬件有关外，还与软件（重建条件）及使用条

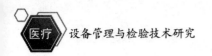

件（测试模型和采集条件）有关。为了统一测试标准，使结果具有可比性，一些组织或学会对PET性能的测试制订了标准，即采用标准的模型、标准的采集条件及重建方法对性能指标进行测试。目前国际上最具有权威性的机构为NEMA和IEC。这两种标准在PET测试的总体目标及主要性能指标方面有许多相似之处，但在一些具体的测试要求、模具使用以及计算方法等方面存在一些差异。我国也于2003年发布了PET性能测试的国家标准《放射性核素成像设备性能和试验规则》（GB/T/ 18988—2003），完全采纳了IEC的1998年标准。下面将参照上述标准，对PET验收测试的基本原则、测试模型、测试方法、基本指标及评价标准加以简单介绍。

（1）测试总则：①PET性能测试所用的术语、符号、量值以及计算方法要遵循统一标准，测试计量单位采用国际标准单位（SI），如使用临床习惯性的计量单位（如mCi）须在标准单位后以辅助表达形式用括号注标。②PET性能测试要保持连续性和一致性。除特定项目外，所有的测试必须是在不改变任何仪器原始设定的参数条件下进行，它们包括（但不是仅限于）：能量甄别窗（包括采用多种能窗，如光电–康普顿能峰显像模式）、符合定时窗、脉冲整合时间、重建滤波器、像素尺寸、切面层厚、轴向接收角和轴向平均或平滑，如PET具备多种采集模式；各测试项目都要标明各项采集参数，如机架探头为移动式，则测试用的各种几何参数（包括探头的对应距离、旋转轨迹、增加采集计数的移动方式、重建模式及相关的参数等）可依据厂家推荐值并在所有的测试过程中（包括以后的重复测试中）保持固定一致。③标准测试所用的正电子放射性核素均为^{18}F，对测量^{18}F的活度计或井型探测器也要进行相应的校正测试，其校正测试方法及校正参考源要符合相关的标准。

（2）测试模型：除空间分辨率的测试可采用自制的点源外，其他的测试模型需采用专业部门出品的合格模型。如果是自制的模型，则须经由国家技术检测机构鉴定为合格品后方可使用。

（3）测试方法：无论是EC标准、NEMA标准，还是我国的国家标准，都对于各项性能指标测试的目的、方法（包括放射性核素、放射源布置、数据采集和数据处理等）、分析和报告，做出了详尽而明确的要求，内容很多。由于篇幅的限制，这里不做详细介绍，实际操作时请见有关标准和生产厂家提供的操作手册。

（4）测试指标：对PET性能指标测试的项目一般包括空间分辨率、系统灵敏度、散射分数和计数丢失及随机符合测量、均匀性、计数丢失和随机符合校正精度、图像质量等。检测参数与指标要求见表1-1。

表1-1 PET验收检测参数与指标要求

序号	检测项目	检测方法	检测指标条件	单位	指标波动幅度要求	
					验收检测	状态检测
1	空间分辨率	NEMA2001年标准	横向1cm处	mm	出厂标准	≤初值的10%
			10cm处		出厂标准	≤初值的15%
			径向1cm处		出厂标准	≤初值的10%
			10cm处		出厂标准	≤初值的15%
			切向1cm处		出厂标准	≤初值的10%
			10cm处		出厂标准	≤初值的15%
2	系统灵敏度	NEMA2001年标准	中心	kcps/kBq/ml	出厂标准	≤初值的15%
			10cm处		出厂标准	≤初值的20%
3	散射分数、计数丢失、随机符合	NEMA2001年标准	SF	%	出厂标准（时间较长时可不做）	时间较长时可不做
			Rt.peak	kcps		
			At.peak	mCi		
			RnEC.peak	kcps		
			AnbC.peak	mCi		
4	均匀性	NEMA1994年标准	相对差值	%	出厂标准	≤初值的10%
5	计数丢失和随机符合校正精度	NEMA2001年标准	剩余相对误差	%	出厂标准（时间较长时可不做）	时间较长时可不做
6	图像质量	NEMA2001年标准	热灶对比度	%	出厂标准	≤初值的10%
			冷灶对比度		出厂标准	≤初值的15%
			背景噪声		出厂标准	≤初值的15%
			衰减校正与散射校正的精度		出厂标准	≤初值的15%

（5）评价标准：①空间分辨率与系统灵敏度任何一项达不到出厂标准视为整机不合格；②任何一项其他参数超出状态检测许可范围视为整机不合格；③在

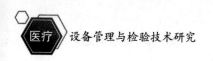

状态检测许可范围内但达不到出厂标准的其他参数超过3项视为整机不合格。

另外，除在PET完成安装后需要进行全面的性能测试外，在PET主机经过维修和配件更新后均需重复所有的性能测试。在PET系统正常运行过程中，也应按上述要求每6个月进行1次全面性能测试，最长不能超过1年。

第三节　脏器功能测定仪

脏器功能测定仪是指用于测量人体内有关器官中放射性核素发出的 γ 射线，从而评价脏器功能的非显像仪器，由1个或多个探头、电子学线路、计算机和记录显示装置组成。

脏器功能测定仪通常将配备NaI（Tl）晶体的闪烁探测器，与准直器一同装在固定的或可移动的支架上作为探头，探头的数目根据测量目的不同可以是1个（如甲状腺功能测定仪）或多个（如肾功能测定仪）。由于器官的大小、形状、离体表的距离等因素各不相同，应根据不同的器官设计和选用不同的准直器，其目的是为来自感受器官的射线提供到达探测器敏感区的通道，而将来自其他部位的射线屏蔽在外。常用于脏器功能测量的准直器有单孔圆柱型准直器和单孔张角型准直器。

电子线路部分主要有放大器、单道脉冲幅度分析器、定时计数器和记录装置等。与核医学显像设备不同，功能测定仪并不研究放射性药物的空间分布，而只关心特定脏器中药物的放射性浓度随时间变化的情况，以连续测量计数率为设计目标，所以它的电子线路比SPECT等核医学显像设备要简单得多。传统的功能测定仪直接采用计数率仪作为显示记录装置，在放射性药物剂量过低或过高时无法获得理想的曲线，也无法进行功能参数的自动计算。现在使用的功能测定仪都配备有计算机系统，可以更好地进行信号采集和数据处理。

目前常用的脏器功能测定仪主要有甲状腺功能测定仪和肾功能测定仪。

一、甲状腺功能测定仪

甲状腺功能测定仪又称甲状腺功能仪，是一种利用放射性碘作为示踪剂测定人体甲状腺功能的仪器。它实际上是一台单探头γ射线计数测量装置，由准直器、γ闪烁探测器、放大器、单道脉冲高度分析器、定标器/计算机组成。准直器一般采用张角型，在开口部附近的准直器轴线上是灵敏度最高的区域，因而适合浅表脏器（如甲状腺）的功能测量。准直器的张角长度约为20cm，视野直径为12～15cm。当患者颈部贴近准直器时，张口刚好把甲状腺完全覆盖，此时探头晶体表面距颈部的距离（即工作距离）为20～30cm。

甲状腺是人体重要的内分泌腺体之一，它具有吸收和浓聚无机碘的能力，口服的碘很快被甲状腺吸收并参与碘代谢过程。利用甲状腺摄取和浓聚碘的功能及放射性碘能放出γ射线的特性，被检者口服放射性碘（如^{131}I）后分别在不同的时间用射线探测器距颈部（甲状腺部位）一定距离测量甲状腺对放射性碘的摄取率，可以反映无机碘进入甲状腺的数量和速度，从而判断甲状腺的功能状态，主要用于甲状腺摄碘率测定、甲状腺抑制率测定、过氯酸钾释放试验和^{131}I有效半衰期测定。

由于用甲状腺功能仪测定甲状腺功能的方法简便、诊断准确率高，因此在很长一段时间内，它是作为检查甲状腺功能应用最广泛的仪器。随着体外检测技术的发展，检查甲状腺功能更多采用体外检测方法测定T_3、T_4、TSH的激素水平，但在确定^{131}I治疗甲状腺功能亢进症和甲状腺癌的投药剂量上或某些甲状腺疾病的诊断等方面甲状腺功能仪具有不可替代的作用，因此甲状腺功能仪目前仍然被广泛应用于各级医院核医学科和同位素室。

二、肾功能测定仪

肾功能测定仪又称肾功仪或肾图仪，是专用于肾功能测定的仪器，也是临床上广泛应用的核医学仪器之一。肾图仪由两套相同的探测器、放大器、甄别器、计数率仪记录装置/计算机组成。2个探头分别固定在可以升降和移动的支架上，用它分别对准左、右两肾，通过两套计数率仪电路，把左、右两肾区对放射性药物积聚和排泄的过程分别记录下来，所得到的时间-放射性曲线就是肾功能曲线，简称肾图。

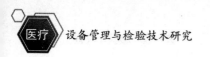
肾图仪通过对双肾示踪剂的动态监测，除了可以直观地显示双肾血流灌注、分泌及排泄情况，还可得到肾小球滤过率（GFR）、肾有效血浆流量（ERPF）等定量指标。肾图形态及其相关指标主要用于诊断上尿路梗阻、测定分肾功能、肾血管性高血压的诊断、移植肾的监测及观察某些药物对一些泌尿系统疾病的治疗效果等。

三、多功能测定仪

多功能测定仪简称多功能仪，是由多套探头组成的功能测定仪，可同时测定1个脏器的多个部位或多个脏器的功能。该仪器的设计一般采用床椅合–可调试结构，侧挂心前区、膀胱区探头升降箱体。左右肾、心前区、膀胱区探头和靠背的旋转分别由5只伺服电机驱动，对位调整方便、实用。

多功能仪的各个探头既可分别使用也可组合使用，完成多项不同的任务，达到一机多用的目的。比如单独使用1个探头，可以作为甲状腺功能仪使用，完成吸碘率测定等功能；2个探头联合使用，可以完成肾图仪的任务；在用2个探头测定双肾功能的同时，还可使用其他的探头同时测量膀胱区和心前区时间–放射性曲线，更全面地了解放射性药物在体内的代谢规律。

第四节　放射性计数测量仪

放射性计数测量属于体外定量测量的范畴，无论是临床核医学还是实验核医学，它都是最常见的测量方式之一。用于放射性计数测量的仪器，既可以是测得样品在单位时间内的衰变数而得知其放射性强度的绝对测量仪器（如活度计），也可以是测量样品在单位时间内的放射性计数而得知其相对强度的仪器（如 γ 计数器和液体闪烁计数器）。在本章第一节已经介绍了放射性探测的基本原理，下面仅介绍几种常用放射性计数测量仪器的主要特点。

一、γ闪烁计数器

测量样品γ射线计数的典型装置是配备井型探测器的γ闪烁计数器，主要结构由NaI（Tl）晶体、光电倍增管、放大器、单道或多道脉冲高度分析器、定时计数器、打印机等部件组成。常见的γ闪烁计数器有以下3种类型。

（一）井型γ计数器

井型γ计数器的主要部件是井型闪烁探头，它与通常使用的闪烁探头类似，只是探头内部的NaI（Tl）晶体的一端被加工成"井"状的凹陷，这是因为样品与晶体之间的相对位置对计数率有很大的影响。一个点状γ放射源向四面八方发出射线，其立体角为360°，只有射向探测器的射线才能被探测到。如果将晶体加工成"井"状，将盛有样品的试管放入晶体的"井底"，样品被晶体所包围，可以获得近似4π立体角的几何测量条件，大大提高测量的灵敏度。

井型闪烁探头常与自动定标器或γ谱仪配套使用，用于血、尿等各类组织样品及体外分析样品的放射性测量。如果是配备多道脉冲高度分析器，不仅可以用于测量多种放射性核素，还能够通过γ能谱分析鉴别不同的放射性核素。测量样品时，要注意"井顶"部加盖，以减少外界干扰，提高信噪比。此外，还要求样品的形状、大小（容积）、高低及与探测器的相对位置严格一致，并且样品内的放射性分布必须均匀，以减少测量误差。

（二）全自动γ闪烁计数器

全自动γ闪烁计数器是为适应放射免疫分析的需要而在井型γ计数器基础上发展起来的新型分析设备，故又称γ放射免疫计数器。这类仪器一般采用侧井晶体（NaI晶体侧面开口）作为探测元件，并配置微型计算机，具有数据运算和处理功能，可以实现自动测量、自动换样、自动记录和分析测量数据、自动打印测量和分析结果。例如，XH-6080全自动智能γ免疫计数器采用机械手+探头蜂窝状竖井下位测量，可同时测量10个样品，10只探头的一致性偏差≤2%。对^{125}I的探测效率≥78%，本底数≤60cpm。样品运行轨迹为循环封闭式矩形轨迹，全自动进样、退样，灵活设定测量时间，测量完毕自动停机。样品最大容量500管，每小时处理500个样品。此外，还带有放射免疫报告管理系统，有在线分析和离

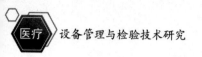

线分析2种工作方式，10种数据处理方式，可以适应不同分析的需要，提供批间质量控制Shewart图。

（三）手持式γ射线探测器

手持式γ射线探测器由探头和信号处理显示器两部分组成，具有体积小、准直性能好、灵敏度高、使用方便等特点，主要用于术中前哨淋巴结的探测。探头有闪烁型和半导体型两类，信号处理显示器由数字显示装置和声控信号处理系统组成。它探测的原理与γ计数器的原理相同，即将照射到晶体上的γ射线转换成电信号，由信号处理显示器进行记录，γ射线的强弱可通过声音的大小和计数高低来确定。

前哨淋巴结是指接受肿瘤灶淋巴引流的第一个淋巴结，如果肿瘤有淋巴结转移，淋巴结内将显示有肿瘤组织（细胞）存在，该淋巴结是进行病理检查的最佳目标，它为临床明确提出某一肿瘤的淋巴引流方向、途径，并为准确判定有无淋巴结转移提供依据。肿瘤患者手术前经肿块周围或其他途径注射放射性核素标记的示踪剂（如$^{99}Tc^{m}$-胶体），因淋巴系统具有清除异物的功能，此示踪剂会随淋巴液分布到邻近的淋巴结。如果淋巴结有肿瘤转移，它就会滞留在转移的淋巴结内持续数小时。手术中用手持式γ射线探测器贴近淋巴组织，可直接跟踪探测和识别转移的淋巴结，便于指导术者彻底清除转移的淋巴结。

近年来，采用放射性核素为示踪剂进行前哨淋巴结检测，通过术前显像和术中应用手持式γ射线探测器进行探测，使前哨淋巴结的检出率由使用染料时的75%提高到95%，对传统肿瘤术式、手术切除范围带来了深刻影响。此外，应用手持式γ探测器也可对肿瘤原发病灶进行术中探测，确定肿瘤性质，协助术中寻找肿瘤浸润和转移范围。

二、活度计

活度计是用于测量放射性药物所含放射性活度的一种专用放射性计量仪器，最常用的是电离室型活度计。电离室活度计主要由探头、后续电路、显示器/计算机系统组成。活度计的探头一般采用封闭式井型圆柱形电离室作为探测器，外面套以铅壁，电离室内充以惰性气体，放射性样品置于井内。电离室几乎有4π的立体角，故称之为4π电离室。电离室中心有金属阳极，四壁为阴极。当工作电压置于饱和区，放射源的射线直接或间接引起电离室内气体电离，所产生的电子和离子（即一对离子对）各自向极性相反的电极漂移，从而产生电脉冲信号。由于在饱和区基本上不存在离子对的复合，也没有气体放大作用，经过一定的电路放大、转换和记录这些信号，加以适当的能量校正，即可准确显示放射源的活度（Bq或Ci）。对于常用放射性核素，生产厂家已利用一系列已知活度的放射性核素的标准源进行刻度，获得不同放射性核素活度的刻度系数或能量响应曲线。使用时只要选择待测核素的按钮或菜单，就能利用相应的刻度系数将电离电流转换成活度的读数。

电离室活度计的优点在于它具有长期稳定性、几何探测效率高、可测量各种放射性核素产生的电离电流、有很宽的测量范围、操作简便、可以直接测量盛在容器（包括注射器）内的放射性溶液并直读测量结果。例如，RM-905a型医用活度计具有量程范围宽（$^{99}Tc^m$ 的量程可达到 $1\mu Ci$ 至 $10\mu Ci$）、测量精度高（$1\% \sim 2\%$）的特点；采用计算机遥控操作，可自动转换量程、自动测量、自动打印活度测量报告；适用于全部核医学常用药物（如 $^{99}Tc^m$、^{131}I、^{201}Tl、^{153}Sm、^{67}Ga、^{89}Sr 和 ^{32}P 等）、全部正电子药物（如 ^{18}F、^{11}C、^{13}N、^{15}O）和 ^{125}I 固体内照射籽源的放射性活度测量。

放射性药物的活度测量对于保证测量结果和影像诊断的可靠性、放射性治疗的疗效和安全性都是至关重要的，因此活度计是每一个核医学科必备的设备。同时，活度计的性能测试和常规操作检查也十分重要，它是目前我国计量管理部门规定进行强制性检定的唯一的核医学仪器，一般在验收时和每一年都由国家计量检定部门进行1次检定，每季度也应由核医学科自行测试1次。活度计最重要的性能是精密度、准确度和线性，由于篇幅的限制，这里对性能测试的方法不做详细介绍。在实际使用中，要注意测量几何位置和环境因素对测量结果的影响。样品在测量井中的位置越高，探测效率越低；体积大的样品探测效率低于体积小的样品。应通过实验了解不同大小和形状的注射器、小瓶及其他盛器对测量结果的影响，确定无明显影响的范围。如果超出此范围，需要进行适当的校正。活度计也不应放置在存有高活性放射源的通风柜中，以免高本底对测量结果的影响。为避免电离室受到污染，其内应常规放置塑料袋，将样品盛器放在袋内测量，不要直接接触室壁。

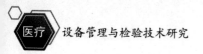

三、液体闪烁计数器

液体闪烁计数器是使用液态闪烁体接受射线并转换成荧光光子的放射性计量仪，简称液闪，主要用于测量低能 β 射线（如 ^{3}H、^{14}C），近年来也用于 α 射线和低能 γ 射线的特殊测量。

液体闪烁计数器的工作原理与 γ 闪烁计数器基本相同，但探测低能 β 射线要比测定 γ 射线复杂得多，因此在仪器的结构和电路设计方面有其特殊之处（详见本章第一节）。此外，液闪采用转盘式、链式/盒式换样架构，1次可测试 30～300个样品，配合计算机系统，可实现自动换样、测试、计算、质控、淬灭校正、显示及打印结果的全自动化操作。

第二章　生物医疗应用——助听器

第一节　助听器电声性能指标及其测量方法

助听器的作用是帮助听损人士提高听力水平，属于非置入性人工辅助器官、国家二类医疗器械。由于医疗器械涉及使用者人身安全，为保证医疗器械的安全、有效，国家对产品的生产与经营规范十分重视，制定了相关法规，如自2014年6月1日起施行的《医疗器械监督管理条例》等，各省（区、市）医疗器械监管部门也分别制定了规范医疗器械的相关实施细则。

那么为了保证助听器的有效性，该如何客观评估助听器的性能与质量呢？这就需要具备统一的、可计量的助听器电声与电气性能指标以及相对应的测量方法。

根据国标（GB/T 14199—2010）《电声学助听器通用规范》规定，助听器的性能指标主要有摄入声压级为90dB SPL时的输出声压级（OSPL90）、满挡声增益（FOG）、参考测试频率和参考测试增益（RTG）、频率响应特性、输入/输出曲线（I/O）、助听器的总谐波失真（THD）、等效摄入噪声（EIN）、电池额定电流等。具有自动增益控制的助听器，还应测量启动时间、恢复时间等。这些性能指标规范了助听器的设计及质检过程。

一、助听器测试装置

（一）常用测试耦合腔和堵耳模拟器等装置

IEC 126 2cc耦合腔　测试助听器电声学特性，需要一个标准耦合腔来接收助听器受话器的声压。耦合腔应有一定的形状与体积，并使用非磁性的坚硬材料。

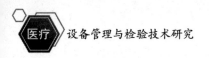

国际电工委员会于1961年确定IEC 126 2cc耦合腔为国际标准耦合器。2cc耦合腔的基础类型可分为HA-1和HA-2。HA-1耦合腔多数是与ITC、CIC、ITE等耳内式助听器相连，或者与有耳模的助听器相连，这些助听器的出声孔直接进入耳道；HA-2耦合器主要是与盒式、耳背式助听器相连。也有些2cc耦合器只有一种耦合腔，它通过不同的适配器来实现与各种助听器的连接。

耦合腔一端（或通过适配器）与助听器相连，耦合腔另一端与测试箱麦克风相连。选用2cc这个容积是因为它能更好地模拟成人佩戴有耳模的助听器时的耳道容积情况。但是，用该耦合腔模拟人耳佩戴助听器时的声学效果不能完全模拟真实佩戴效果，因此测量结果与实际存在区别。实际使用时频响曲线较平坦且输出声压级较测量值大，因为它比实际耳道容积要大，同时未能很好地体现高频在耳道内的衰减。

虽然存在这些不足，但是由于测量结果便于重复及标准化，至今仍得到广泛的应用。关于助听器生产、检验的参数测试标准IEC 60118—7：2005及ANSI S3.22—2003都指定助听器在2cc耦合腔中检测。

（二）IEC 711标准堵耳模拟器

鉴于2cc耦合腔的不足，1981年国际电工委员会（IEC）推出了新标准，既IEC 711。IEC 711针对助听器通过耳塞（耳模）耦合到正常成人耳的声学特性，模拟了频率范围在0.1～10kHz的鼓膜上的声压，然而没有对耳塞（耳模）与人耳外耳道间的声漏做出有效的模拟。因此，在堵耳模拟器上测得的助听器性能与真耳之间仍有一定的偏离，尤其是在低频区域，测量值较实际值高。IEC 60118—0：2015指定助听器在耳模拟器中测试，同时它也允许用2cc耦合器来替代。

某大功率耳背式助听器电声参数如表2-1所示，从表中能看出，使用IEC 60118—0标准所要求的耳模拟器相比IEC 60118—7标准要求的2cc耦合腔测试结果，无论助听器的输出还是增益都普遍偏高。

（三）IEC 959标准助听器声场测量用模拟人头与躯干

由于上述耦合腔均未考虑助听器在使用时人体对声波产生的绕射、散射等干扰，1975年美国楼氏（Knowles）与伯克哈德（Burkhard）提出一个人体模拟装置，习惯叫KEMAR（声学研究用楼氏电子学公司人体模型的缩写）。

表2-1 某大功率耳背式助听器电声参数

电声参数	相应标准	
	IEC 60118—7：2005（2cc耦合腔）	IEC 60118—0：1994（耳模拟器）
工作电压	1.30V	1.30V
最大声输出（OSPL90）		
峰值	136dB	141dB
HFA	129dB	—
1600Hz	—	136dB
满挡声增益（FOG）		
峰值	72dB	77dB
HFA	65dB	—
1600Hz	—	76dB
参考测试增益	52dB	61dB
频响范围	100～5900Hz	100～6100Hz
总谐波失真		
500/800/1600Hz	＜2%/1%/1%	＜2%/1%/1%
等效输入噪声	14dB	12dB
拾音感应线圈灵敏度	82dB	90dB

　　它的优点在于：①能作为尺寸始终不变的固定受试者；②能保持同一方法反复放置；③能不受疲劳时间的限制；④堵塞的耳道与敞开的耳道的所有声压均能在鼓膜上测量；⑤采用统计平均尺寸的模特，并能更换不同耳翼结构，以研究外耳尺寸的影响。

　　使用KEMAR测量助听器时必须在隔声室内进行，其测量结果与真人佩戴时的测量结果较为接近。

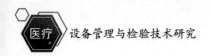

二、助听器与耦合腔、助听器测试设备之间的连接

1. 耳内式助听器

出声孔插入HA-1耦合腔内，用橡皮泥固定与密封。

2. 盒式助听器

受话器直接扣入HA-2耦合腔内。

3. 耳背式助听器

耳钩插入导声管中，导声管另一头连接耳背机的适配器，适配器与HA-2耦合腔连接。

三、助听器测试标准

（一）国际通用助听器测试标准简介

国际上助听器电声及电气特性的测试标准有多种，有国际电工委员会（IEC）发布的IEC 60118：2005系列标准，有美国ANSI S3.22—2003标准，有日本JIS C5512—1986标准等。大多数国家采用IEC 60118系列标准，我国也等效采用此标准。

1. IEC 60118：2005系列标准及主要采用的部分

（1）IEC 60118—0：助听器电声特性的测量方法，相应的国家标准为GB/T 25102.100—2010。

（2）IEC 60118—1：具有感应拾音线圈摄入的助听器电声特性的测量方法，相应的国家标准为GB/T 25102.1—2010。

（3）IEC 60118—2：具有自动增益控制电路的助听器电声特性测量方法，相应的国家标准为GB/T 25102.2—2010。

（4）IEC 60118—3：不完全佩戴在听者身上的助听器的特性测量，相应的国家标准为GB/T 25102.3—2010。

（5）IEC 60118—7：助听器交货时质量检验的性能测量，相应的国家标准为GB/T 25102.7—2017。

（6）IEC 60118—13：电磁兼容（EMC），相应的国家标准为GB/T 25102.13—2010。

2. 我国另外还有下列助听器相关标准

（1）GB/T 14199—2010：电声学助听器通用规范。

（2）GB 6660—1986：助听器及其有关设备的符号与标识。

（3）GB 6661—1986：插入式耳机的乳头状接头。

目前，国际上尚未对助听器具体的性能指标制定行业标准，各企业需要对自身的产品制定医疗器械产品技术要求。

另外，因为部分标准适用于模拟线路助听器测试用的扫频纯音或宽带噪声，对于全数字助听器来说有可能被作为噪声而加以抑制，从而影响测试结果的正确性。若需要准确测量全数字助听器，可以将全数字助听器中的部分功能（如降噪和反馈消除功能）关闭，再加以测量。目前也有一些测试系统使用调制的宽带信号来测试数字助听器。

（二）测试设备及测试条件

1. 测试箱

由于助听器很小，一般都在测试箱中测试。测试箱内的使用空间要保证自由场在0.2～8kHz频率范围内测试的条件要求。自由场条件即在测试点前后100mm的2点上声压级偏离距离反比定律（1/r定律）之值，在0.2～0.4kHz频率范围内不大于±2dB，在0.4～8kHz频率范围内不大于±1dB；在测试点左、右、上、下100mm的各点上，在0.2～8kHZ频率范围内声压级偏离测试点上的声压级不大于±1dB。

测试箱由1个信号发生器、1个放大器、1个扬声器、1个测试麦克风（采用比较法测量的还有1个参考麦克风）组成。信号发生器能提供50～90dB恒定连续扫描纯音。扫描纯音是传统的测试信号，但是用它测量宽动态压缩助听器时，如果助听器的压缩放大线路前有一个高（低）通滤波器，低（高）频部分的扫描纯音被频率衰减，高（低）频的增益会变大。有的测试箱采用一个固定频谱的宽带噪声，它在测量宽动态压缩助听器时，就会比较准确地反映助听器的频谱增益。然而，对于具有自动反馈抑制及噪声抑制等功能的数字助听器，这两种信号均有缺陷，数字助听器会对它们加以抑制。数字助听器需要测试箱产生的测试信号有与真实言语相似的波动，目前有的测试系统能提供数字言语声，它是一种调制的宽带信号，可以测试有降噪技术的数字助听器。它也可以提供偏置信号，就是在数字言语信号的基础上附加一纯音信号，可以测试助听器在噪声环境中各个频率和振幅的反应，来了解助听器的数字滤波器是如何工作的。

2. 测试系统的校准

国家计量技术规范（JJF 1201—2008）《助听器测试仪校准规范》对助听器测试仪的校准项目、方法和要求做出了明确的规定。

采用比较法时，受话器通过耦合腔与测试麦克风连接，助听器麦克风和测量自由场声压的参考麦克风同时放在声场中的2个声学对称点上，因此它们所接收到的声压是相同的。只要测试麦克风与参考麦克风匹配，那么测试麦克风与参考麦克风测得的某频率的差值，就是助听器在该频率的增益。

校准时，先用声校准器（如1kHz，94dB声源）校准测试麦克风与参考麦克风，然后将测试麦克风与参考麦克风同时放在声场中的2个声学对称点上，间距5～10mm，校准测试系统。再测量90dB的频响曲线，在0.2～3kHz频率范围内的误差应不大于±1.5dB，在3～8kHz频率范围内的误差一般不超过±2.5dB。

采用替代法时，用于测量自由场声压的传声器与被测助听器交替置于声场中同一点上，2次测得的差值即为助听器在该频率的增益。采用该方法测量只有1个测试麦克风，不需要参考麦克风。

校准时，先用声校准器（如1kHz，94dB声源）校准测试麦克风，然后将测试麦克风放到声场测试点上，进行自校。再测量90dB的频响曲线，在0.2～5kHz频率范围内的误差应不大于±1dB，在5～8kHz频率范围内的误差应不大于±1.5dB。测试系统应在每次开机时进行1次自检，至少每年进行1次全面的校准。

3. 环境条件

（1）温度：15～35℃。

（2）相对湿度：20%～90%。

（3）大气压：86～106kPa。

4. 具有方向性麦克风的助听器的测试

进行方向性麦克风助听器的测试时，测试箱扬声器的声音传给助听器的角度应该与佩戴助听器时来自佩戴者正前方声音的角度一致。这意味着，方向性麦克风2个进声口的连线需要通过扬声器的中心。从与扬声器最近的进声口，可以探知扬声器在测试箱中的位置。

进行方向性麦克风测试时，应打开测试箱的盖子，因为打开的盖子降低了声反射。方向性助听器测试时要固定在所需的方位上，全向性助听器测试时就无方位上的要求。

5. 测量电池的电压

测试箱提供的各种型号电池的空载电压均为直流1.3V，内阻则不尽不同：A5电池的内阻为8.2Ω，A10、A312、A13电池的内阻均为6.2Ω，A675电池的内阻为3.3Ω。

三、助听器主要性能指标及其指导意义

（一）助听器主要电声电气性能及测试方法

助听器测量标准主要规定了助听器的测试项目、测试方法和测试条件。IEC 60118—7：2005《助听器生产、供货和交货质量保证的性能特性测量》标准使用较多，该版本与美国ANSI S3.22—2003标准基本一致，被世界上大多数助听器公司确定为产品出厂检验标准。它对助听器各项电声电气性能指标的允差做出了规定，并规定以1kHz、1.6kHz、2.5kHz 3点的高频平均频率（HFA）代替1.6kHz作为参考测试频率。下面将以IEC 60118—7：2005标准为例，对助听器主要的电声电气特性及测试方法做简单介绍。需要注意的是，测试助听器大部分参数时，需要将助听器的音量调节置于满挡位置，声调调节置于出厂未衰减位置。

1. 饱和声压级（SSPL）

饱和声压级是指助听器放大电路处于饱和状态时，耦合腔内测得的声压级。

2. 输入声压级为90dB SPL时的输出声压级（OSPL90）

OSPL90是指将助听器增益调至满挡，摄入声压级为90dB SPL时，在耦合腔中产生的声压级。在此测试条件下，几乎所有的助听器都达到饱和状态，因此常用OSPL90的测量结果等效于SSPL的测量结果。

如果助听器具有限幅电路，那么当电路开启时，OSPL90的测试值会有所降低。最大OSPL90允差为±3dB，高频平均输出声压级（HFA-OSPL90）允差为±4dB。

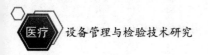

3. 满挡声增益（FOG）

满挡声增益（FOG）是指当摄入60dB SPL纯音时，助听器在声耦合腔中产生的声压级与测试点处的声压级之差。满挡声增益用于描述放大电路的最大放大能力，它要求电路不能饱和，摄入-输出曲线为线性。如果60dB SPL的输入声已使摄入-输出曲线出现饱和，则应使用50dB SPL的摄入声。对于采用宽动态压缩技术的助听器应采用50dB SPL的摄入声。一般用最大满挡声增益和HFA处的满挡声增益来描述助听器的放大能力。在增益测试中，测试信号的强度必须大于噪声10dB。最大满挡声增益允差为±3dB，HFA-满挡声增益允差为±5dB。

4. 参考测试频率和参考测试增益（RTG）

参考测试频率以前一般取1.6kHz，现行标准普遍以1kHz、1.6kHz、2.5kHz 3点的高频平均频率（HFA）作为参考测试频率。

参考测试增益（RTG）是在参考测试频率处，将60dB SPL的纯音摄入助听器，调节助听器增益直至使声耦合腔中的声压级达到HFA-OSPL90以下77dB。若所提供的增益达不到，则此时的增益即为参考测试增益。

5. 频率响应特性（简称频响特性）

频率响应曲线是指在恒定的自由场摄入声压级时，助听器在耦合腔中产生的声压级随频率变化的函数曲线。

基本频率响应曲线是指，摄入60dB SPL纯音，在参考测试自由控制位置所测得的频率响应曲线。

频率范围：在基本频率响应曲线上，以1kHz、1.6kHz、2.5kHz 3个频率描述对应的输出平均值（HFA输出）作一水平线，下移20dB再作一条平行线，该平行线与基本频率响应曲线的2个交点，即为助听器频率范围的低频限与高频限。一般以<200Hz，>6 000Hz为佳。

6. 助听器的总谐波失真（THD）

由于助听器互调失真不明显，因此国际标准对助听器非线性失真的规定仅限于总谐波失真，计算公式为：

$$THD = \sqrt{\frac{P_2^2 + P_3^2 + P_4^2 + \cdots + P_n^2}{P_1^2 + P_2^2 + P_3^2 + P_4^2 + \cdots + P_n^2}} \times 100\%$$

式中，P_1为耳模拟器中信号的基波声压；P_2，P_3，P_4，…，P_n分别为第2，3，4，…，n次谐波成分的声压。

总谐波失真中以二次及三次谐波失真为主，一般以0.5kHz/70dB、0.8kHz/70dB、1.6kHz/65dB的纯音摄入信号来测量助听器的总谐波失真。总谐波失真是衡量助听器音质的重要指标。国家标准GB/T 14199—2010规定，总谐波失真实际测试值应不大于10%，且应不大于标称值+3%。事实上，<3%是助听器的理想目标。

7. 等效输入噪声（EIN）

该参数反映了助听器的内部噪声。国家标准GB/T 14199—2010规定，等效摄入噪声实际测试值最大不超过32dB SPL。简便测试方法为，在参考测试增益下，在参考测试频率（即HFA）处，摄入声压级为50dB的纯音，测出助听器的输出声级L_S。关闭声源，测出助听器内部噪声的输出声压级L_2。等效摄入噪声级$L_N =$ $L_2 - (L_S - 50)$，允差为±3dB。

等效摄入噪声的测量要求测试环境较为安静，这是因为如果环境噪声大，在关闭声源时测得的L_2就大，那么等效摄入噪声级L_N也相应增大。该指标如果过大，中、轻度听损人士能听到助听器本底噪声，不但降低了信噪比，还会给助听器使用者带来不舒适感，但对听力损失较为严重的患者影响不大。

8. 电池电流

测试方法为在参考测试增益下，在1kHz处，摄入65dB SPL纯音，测量此时的电池电流。该指标反映了助听器在较低言语环境下的耗电程度，允差为±20%。

电池电流的大小与助听器功率、放大器线路、受话器型号等有关。另外，同等功率的全数字压缩放大助听器比线性助听器电池电流要大，因为全数字压缩放大助听器即使在安静环境下也要进行大量计算。

9. 在声频磁场内感应拾音线圈的最大HFA磁－声灵敏度（MASL）

该指标反映了具有感应拾音线圈的助听器拾取磁场信号的能力。测试步骤为：将助听器调至满挡声增益位置及电感挡，调节磁场频率至参考测试频率（即HFA），调节磁场强度摄入至10mA/m±5%，然后将助听器朝向最大拾音灵敏度方向，测量声耦合腔中的输出声压级D。D-20dB即为助听器在声频磁场内的最大感应拾音线圈磁－声灵敏度（MASL）。灵敏度以磁场强度为1mA/m的输出声压级表达，允差为±6dB。

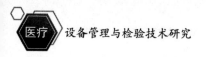

10. 其他参数

具有自动增益控制（AGC）的助听器，还应测量静态摄入–输出曲线、启动时间、恢复时间。

（1）静态输入–输出曲线（I/O曲线）：在某一测试频率，助听器调至参考测试增益位置，摄入50～90dB声压级信号，输出声压级与输入声压级的函数关系，称为静态输入–输出曲线。从输入–输出曲线上可看出自动增益的起控点（即拐点）、压缩比（Δ输入声压级/Δ输出声压级）。

（2）动态AGC特性：在某一测试频率，助听器调至参考测试增益位置，摄入55～90dB声压级信号，测量助听点的启动时间和恢复时间。

（二）主要性能指标对于助听器验配的指导意义

目前，国内的听力产业正处于蓬勃发展的状态，国内很多听力服务机构已经具备了助听器主要电声参数的检测能力。了解这些参数的含义及测量方法，对评价一台助听器的优劣或者助听器验配、鉴别助听器的故障有着重要的意义。

1. 助听器OSPL90及满挡声增益的意义

一般用OSPL90（MAX）及OSPL90（HFA）来描述助听器的最大输出能力，这个数据对听力学家或助听器验配师来说很重要，因为它描述了助听器的输出功率是否够大，同时确认该输出功率没有超过助听器使用者的响度不适阈。

一般用最大满挡声增益和HFA处的满挡声增益大小来描述助听器的放大能力。

2. 参考测试增益的意义

参考测试增益是衡量助听器有效功率大小的一个重要指标。频率范围、总谐波失真、等效摄入噪声、电池电流等助听器电声及电气性能指标，均需要在参考测试增益下测得。也就是说，参考测试增益是建立在保证助听器音质前提下的增益，它结合了OSPL90及满挡声增益。虽然许多助听器满挡声增益很高，但是参考测试增益却不大，原因是受到受话器输出能力的限制，OSPL90较小。

3. 频响曲线及频响范围的意义

频响曲线是助听器在各个频率放大效果的直观表征。声音频率不同，助听器佩戴者听到的声调不同；助听器频响曲线有高有低，佩戴者听到的助听器响度就有不同。

频响范围的宽窄更是对助听器音质有巨大影响,普通助听器的频响范围高频一般在4kHz以上,中高档助听器的频响范围高频要求达到5.5kHz以上,甚至少数助听器能达到8~10kHz。频响范围越宽,助听器佩戴者能聆听到的声音就越丰富,声调变化越多。

4. 输入–输出曲线的意义

助听器摄入–输出曲线(I/O曲线)能有效体现助听器的压缩特性,通过测试助听器的摄入–输出曲线图,我们能得到助听器的拐点设置、压缩比大小及压缩限幅的拐点等。

某助听器在FONIX 8000测试箱内的I/O曲线,横坐标为摄入声压级大小,纵坐标为输出声压级大小,测试频率为1kHz。该曲线在摄入声为60dB前为线性增长,表明助听器线性放大,压缩比为1∶1。60dB为助听器压缩拐点,当摄入声大于60dB后,摄入–输出曲线呈现斜率下降态势,表明助听器已进入压缩状态;摄入输出曲线摄入声每增加20dB,助听器输出声只增加了10dB,因此可计算得出当前助听器压缩比为2∶1。

5. **总谐波失真与等效输入噪声的意义**

助听器总谐波失真与等效摄入噪声大小不仅是衡量助听器音质的重要指标,而且是助听器检修时判断故障的重要依据。助听器电声性能检测时失真与噪声越小,代表整个助听器声信号处理系统质量越好、清晰度越高,使用者通过助听器听到的声音也越真实和舒适。

现阶段各品牌数字助听器普遍能较好地控制总谐波失真在3%以下,等效摄入噪声在30dB以下。这种类型的数字助听器如在检测过程中谐波失真远超过国家标准规定的10%,那么助听器受话器可能由于助听器跌落、油/酸性腐蚀等原因已经产生故障;如果检测结果显示助听器等效摄入噪声远超过国家标准规定的32dB,那么助听器麦克风可能由于受潮等原因已经损坏。

6. **电池电流的意义**

电池电流反映了助听器的耗电水平,一般与助听器芯片计算量、助听器功率呈正比。通过检测电池电流,也能从侧面计算出每颗电池在此助听器上的使用时长。假设经检测某助听器电流为1mA,放入容量为80mAh的某品牌电池,理论上能使助听器工作80小时。实际上,电池的使用时间还与使用环境摄入声大小、温湿度高低、电池批次等客观条件有关。

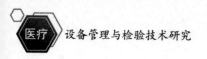

在多次重复检测中，如果某助听器可正常工作，但耗电量明显大于产品技术要求规定的额定电流，那么应当考虑助听器内部线路是否出现故障。

目前数字助听器技术日渐成熟，产品发展也是日新月异。新一代的助听器质量越来越好，功能越来越完善，其性能方面如总谐波失真、等效输入噪声、耗电等指标方面都越来越好，单凭助听器电声电气性能来评价助听器的优劣已具有较大的局限性。如何客观评估助听器高级功能的优劣，如数字反馈控制功能、在各类环境下的自适应能力、在噪声环境下的智能降噪功能等，虽然各大助听器公司都有自己的分析方法，一些真耳分析设备也带有降噪、反馈效果测试，但仍不够统一，因此进一步修改与完善助听器性能及功能测试标准将有积极的意义。

第二节　助听器放大线路

一、模拟放大线路

（一）线性模拟放大线路

线性助听器和非线性助听器的主要放大特性已经在第2章中已讨论过，这里不再重复。当助听器的信号放大线路是由晶体管、电阻、电容等模拟元件组成的时候，一般称之为模拟放大线路，而使用这一类放大线路的助听器被称为模拟助听器。

1. 线性模拟不可编程放大线路

不可编程助听器是指助听器是由外接电位器控制调节（音量、声调等）的助听器。由于体积限制，助听器上只可安装很少量的外接元件，这就造成不可编程助听器的可调节项少，频率响应也就很难完全符合听损人士的听力特性。再加上外接元件的易损坏性使得目前这种类型助听器的适用范围受到了很大限制。

线性模拟不可编程放大线路的系统架构为：麦克风输出串联1个低频滤波器（使用阻容滤波器，通过改变电阻、电容值可调节低频衰减的程度），将电信号摄入放大器，然后再输出到限幅控制器（输出限幅一般采用削峰方式，通过调节放大器与输出限幅控制器间的反馈电阻可改变最大输出），最后摄入受话器。受话器摄入端与电源负极间还可串联1个阻容滤波器，用于旁路高频，通过改变电阻、电容值可调节高频衰减的程度。

2. 线性模拟可编程放大线路

可编程助听器使用数字调节器（调节电位器使用模拟/数字转换器），使助听器的调节可以通过电脑实现，因而可以有更多的调节项而不占体积，同时可以使助听器的频率响应更适合听损人士的听力损失特征。此类助听器一般只设有音量电位器，比不可编程助听器减小了外部电位器损坏的概率。

线性模拟可编程放大线路与线性模拟不可编程放大线路的系统架构基本相同，只是前者在调节中采用了数字技术，少量助听器还在输出限幅中采用了压缩技术。这两种放大线路多用于经济型助听器，且实现线路较简单，对各种复杂环境的自适应能力差，但较为经济，同时可达到较大功率，适用于对音质要求不高或受经济条件限制的听损人士。

（二）非线性模拟放大线路

1. 非线性模拟不可编程放大线路

除了摄入输出特性外，非线性与线性模拟不可编程放大线路还有其他差别，前者的线路较复杂，除滤波、放大、限幅电路外，还设有信号分析电路用来监测信号的大小、时程的长短，以决定是否启用压缩及压缩所使用的启动时间和释放时间等参数。

最典型的非线性模拟不可编程放大线路是标准K-Amp线路，它是在1990年由音特美（Etymotic）公司推向市场的一种自适应放大线路。设计者米德·基奈（Mead Killion）意图针对大多数感音神经性听损人士的高频部分损失比较明显这一特征设计K-Amp放大线路，使其可根据输入声压级的大小自动改变增益并在低摄入声强时增加高频增益的放大，同时使用Class D放大器输出来提高言语清晰度。标准的K-Amp线路助听器有音量控制（VC）、低频控制（LFC）及拐点阈值（CK）3个基本调节旋钮。VC控制助听器的总体增益，当LFC为最小值时，VC起高频提升作用；CK控制高频声音的放大量，其压缩拐点约为40dB SPL，即对轻声给予充足放大，而对于90dB SPL以上的强声，助听器几乎不做任何处理。

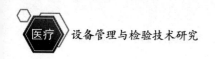

K–Amp线路在低频处的压缩比为1.3：1，在高频处的压缩比为2.1：1，经过改进后可编程的K–Amp线路在高频处的压缩比可以达到3：1。因此，K–Amp线路助听器非常适合轻度和中度感音神经性听损人士使用。K–Amp线路助听器的频带范围可以从100Hz至14kHz，几乎覆盖了我们日常言语中所有的高频言语声。这些高频言语声能量虽低，但对于语言分辨十分重要，因此K–Amp线路能够较好地提高言语分辨率。

虽然该种放大线路已取得很大进步，并且在模拟助听器时代的应用较广，但随着数字信号技术的迅速发展，目前已很少使用。

2. 非线性模拟可编程放大线路

这种放大线路既有对摄入信号的自适应功能，让听损人士听到舒适、低失真的声音，又具有可编程灵活调节的优点，使得助听器的频率响应更适合听损人士的听力损失特征。模拟放大线路经过了多次改进，并且在模拟助听器时代得到广泛应用，但随着数字助听器技术的日益发展，这一类助听器目前已趋于被淘汰。

二、数字放大线路

（一）数字放大线路的结构与原理

1. 数字放大线路的系统框图

声信号经麦克风转换成电信号，再经数字信号处理器压缩放大后，由受话器将电信号转换成声信号，传入听损人士耳内。

2. 数字信号处理器（DSP）工作原理

（1）模拟/数字（A/D）转换器：模拟/数字转换器的作用就是把模拟电压先通过采样再转换成数字编码。采样频率越高，数据分得越细，所能处理的信号频宽就越大。根据采样定理可知，可处理的最大信号频宽等于采样频率的一半。例如，如果需要助听器频响能处理到10kHz，采样频率必须高于20kHz。

数字放大线路必须设有低通滤波器（抑制混叠信号滤波器）来防止采样频率与信号频率发生混叠，采样后的数据用二进制表示，例如，3bit可表示8个数据（0到7），4bit可表示16个数据（0到15），5bit可表示32个数据（0到31）等。家庭激光唱片播放器使用16bit来描述声音，这意味着电压可被等分成65 536份，目前大多数的数字助听器使用16bit模拟/数字转换器。

数字技术开关制决定了计算机判断信号的有无取决于门限值。低于门限值用0表示，无信号；门限值以上用1表示，有信号，这样的机制与模拟放大线路相比可以减小助听器内部噪声。

（2）滤波器、压缩放大器、限幅器：对数字信号的处理无须像模拟信号那样需要很多元件，而只需要采用数学运算即可达到最终的处理目的。这样既可以减小线路失真，又能降低处理器的故障率（元件越多，故障率越高），更重要的是具有比模拟放大线路更强大、更灵活的信号处理能力。另外，数字放大电路可调节内容很多，但是基本上都是可编程的，所以使用上很方便。随着数字技术及计算机技术的日益发展，目前主流的数字放大线路都具有下列功能①多通道宽动态范围压缩（WDRC）；②自动降噪功能；③动态声反馈抑制；④快慢时程探测器；⑤输出压缩自动增益控制（AGC-O）和软削峰；⑥方向性麦克风；⑦多存储器；⑧宽范围高低频滤波器；⑨低电压、场景算法转换提示音。

3. 数字/模拟（D/A）转换器

经过DSP处理后的最终信号必须从数字编码转变成声信号输出，这个工作由数字/模拟转换器结合助听器受话器完成。数字/模拟转换器将数字信号转变成电信号，然后传送给不同类型的受话器，最终完成对声音的转换。为了最大限度地减少能量消耗，延长电池的使用寿命，数字助听器通常会使用另一种类似于Class D受话器的方案，即通过数字/模拟转换器直接驱动零偏置受话器。

（二）数字放大线路的优点与展望

数字技术的优点包括比模拟技术有更大的精确度、更小的内部噪声、更小的失真、更长的使用寿命，在耗电增加不大的前提下有能力进行更复杂的运算。这些优点使得数字放大电路能在各种复杂的环境中具有更强的自适应功能。

听损人士对助听器最大的抱怨是无法在各种环境中都能听清楚并感觉舒适。线性模拟线路由于基本没有信号识别处理能力，所以自适应能力较差；非线性模拟可编程线路虽然具有信号自动识别处理能力，但无法在一个体积很小的助听器芯片内完成复杂的运算。然而，强大的信号处理能力和自适应能力正是数字放大线路的优点。不过，早期的数字助听器由于芯片内存小、运算速度慢、采用的线路简单，性能上可能还不如高档的非线性模拟可编程助听器。但是随着听力学、数字技术和计算机技术的不断发展，数字助听器也朝着具有更强大的信号处

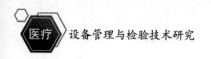

理能力、更小的体积、更加灵巧的外观、更多的辅助功能（如蓝牙、调频接收系统等）的方向发展，对于环境的自适应能力也更强，它必将成为未来助听器行业发展的主流趋势。

但是，数字助听器也有缺点，比如复杂的调节项目需要验配者具有更高的验配技术，如果调节得不好，不但无法体现数字助听器的优点，甚至还有可能比模拟线性放大助听器音质更差。因此，助听技术的不断发展也对从业人员的专业水平提出了更高的要求。

三、数字助听器的压缩放大处理技术

（一）压缩放大处理技术

在解释压缩放大处理技术之前，我们先介绍听觉动态范围的概念，这也是压缩放大处理技术的核心。听觉动态范围是指人耳从听阈到不适阈间的声强范围，正常人的听阈为10dB HL，不适阈为100dB HL，动态范围为90dB；对于1个听阈为50dB HL的感音神经性聋听损人士，假如他的不适阈仍为100dB HL，则动态范围减小到只有50dB，斜率较正常人更大；而对于1个听阈为70dB HL的感音神经性聋听损人士，假如他的不适阈仍为100dB HL，则动态范围只有30dB，斜率则更大。

最初的助听器采用的是线性放大电路，输入-输出关系为1∶1，也就是说，摄入声压级每增加1dB，输出声压级相应增加1dB，助听器增益是不变的。但是，对于大多数听损人士来讲，由于他们的听觉动态范围变窄，并且往往伴有重振现象，这时候助听器的最大声输出会超过患者的不适阈，引起听损者不适，甚至进一步损伤残余听力。为了解决这类问题，就要求助听器在对声音进行放大的同时又能对其最大声输出加以限制，从而满足听损人士的需求，于是就产生了压缩放大技术。

（二）削峰限幅和自动增益控制

削峰限幅是一种最早使用的声限幅技术——助听器的最大声输出控制。针对削峰限幅谐波失真大的缺点，另一种限幅方式-自动增益控制（AGC）诞生了，这两种限幅技术都属于早期常用的压缩放大技术。

自动增益控制（AGC）又被称作压缩限幅，是最先采用的、也是使用最广泛的压缩放大方式，它对小声、中声均采用线性放大，对65dB SPL（中等）以上声音且音量开得较大时才采用压缩放大。此时所采用的压缩比较大，一般>5：1，输出不会超过设定的限度，是一种高水平压缩。因此，自动增益控制的特点可以归纳为：对小声采用线性放大，避免因压缩所导致的信号失真；防止最大声输出超过不适阈所引起的不适感；减小中、大输入声由于削峰所产生的失真。

自动增益控制分输出压缩（AGC-O）和摄入压缩（AGC-I）两种。AGC-O的反馈监控环路位于功率放大器和音量控制之后，音量控制不影响助听器的最大声输出。AGC-I的反馈监控环路位于功率放大器和音量控制之前，音量控制直接影响助听器的最大声输出。当自动增益控制用于压缩限幅的时候，多数使用输出压缩自动增益控制（AGC-O）。

（三）宽动态范围压缩

助听器如果只具有压缩限幅这样的压缩放大处理方式，是无法满足听损人士需求的，因为经常有听损人士抱怨听不见稍远处小的声音，而如果将助听器音量开得太大，那么近处大的声音又会觉得太响，这时候就需要用到宽动态范围压缩（WDRC）。

在解释宽动态范围压缩之前，我们先介绍一下正常听力与感音神经性聋对不同强度言语信号的听觉反应。言语的强度范围一般为50～80dB SPL。小声说话强度为50dB SPL，中等语音强度为60～70dB SPL，大声说话强度为80dB SPL。对于正常听力者，听到的语音强度均在正常的动态范围内，中等语音强度为最适阈；对于听阈为50dB HL的轻度感音神经性聋听损人士，小声几乎听不见，中声觉得较轻，只有大声才觉得舒适；而对于听阈为70dB HL的重度感音神经性聋听损人士，小声、中声均听不见，只有大声才听得见。

早期使用的助听器利用线性放大对所有的声强放大相同的倍数，只有当输出声强在不适阈以上时才采用限幅技术。这样，对于听阈为50dB HL的感音神经性聋听损人士，若放大的增益为25dB，小声觉得舒适，中声已觉得响；对于听阈为70dB HL的感音神经性聋听损人士，若放大的增益为30dB，小声觉得较轻，中声已觉得太响。可见在这两种情况下用户听到的动态范围并未增大，反而在大声时会听到很大失真。

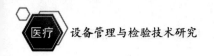

　　为了增大感音神经性聋听损人士的听觉动态范围，保证助听器能适应各种声学环境，我们采用宽动态范围压缩处理技术。宽动态范围压缩处理技术就是对小声放大倍数大，对大声放大倍数小，把自然界中常听见信号的大小范围压缩到听损人士变窄的动态范围中。它将整个言语动态范围按比例均匀地压缩到听损人士的动态范围内。对于宽动态范围压缩处理中拐点的选择，模拟助听器的压缩阈值一般可从45dB SPL开始，数字助听器的压缩阈值一般可从40dB SPL开始。宽动态范围压缩处理在拐点以下表现为线性放大，在拐点以上开始表现为压缩，此时增益随摄入声强的增加而减小，压缩上限以上为AGC-O或削峰。通常为了获取较大的输出功率，压缩比应<3∶1。

　　在大摄入声时，宽动态范围压缩与压缩限幅区别不大；在小摄入声时，宽动态范围压缩由于压缩阈值较低，可以比压缩限幅具有更大增益，因而一般情况下有更好的言语可懂度。宽动态范围压缩在中摄入声时输出较小，而对听力损失较重的听损人士来说，他们更喜欢中声时输出较大的压缩限幅。

（四）静态压缩特性

　　在压缩放大技术中，所有与之相关的技术参数可以分为两类，分别表征了压缩放大技术的静态压缩特性和动态压缩特性。静态压缩特性是指与时间无关的参数，如增益、压缩阈值、压缩范围、压缩比率，这些参数能固定体现于摄入-输出曲线和摄入-增益曲线中。

　　1. 增益

　　增益是指助听器的放大倍数，单位用分贝（dB）表示。由于增益随着摄入声强度的变化而变化，为避免电路饱和，一般以50dB SPL摄入声压级来测量增益。为了更好地描述压缩放大电路的增益特性，ANSI—1987使用摄入-输出曲线来表征增益特性，ANSI—1992及IEC 118—2则使用一组在不同声压级下测得的增益频响曲线来表征增益特性（详情请见第4章）。摄入在40dB SPL以下，增益为45dB；摄入为60dB SPL，增益为35dB；摄入为80dB SPL，增益为25dB。

　　2. 压缩阈值

　　压缩阈值（CT）是指助听器从线性放大刚转入压缩放大时的摄入声压级，也称为拐点。拐点为40dB SPL。IEC 118—2中将压缩阈值定义为：助听器增益相对于线性放大增益降低（2±0.5）dB时所对应的摄入声压级。

3. 压缩范围

发生压缩的摄入声压级范围称为压缩范围，即压缩上限减去压缩阈值。

4. 压缩比率

压缩比率（CR）也可简称为压缩比，在压缩状态下，压缩比率=Δ摄入声压级/Δ输出声压级。压缩比率=（85-40）/（107.5-85）=2.0。

（五）动态压缩特性

压缩电路通过反馈环路监测摄入信号大小，来判别摄入信号的声压级是否超过压缩阈值，从而决定助听器是否应进入压缩放大状态。压缩电路工作状态的启动与恢复都需要时间，称为启动时间与恢复时间。

1. 启动时间

启动时间也称上升时间，IEC 118—2中将其定义为：当摄入信号声压级突然增加到所规定的分贝数时的瞬间，到助听器输出将其声压稳定在已提高后的稳态声压级，并且其偏差在±2dB内的瞬间的时间间隔。它反映了压缩电路对摄入信号强度增加的反应速度。

2. 恢复时间

恢复时间也称释放时间，IEC 118—2中将其定义为：当摄入信号从规定的声压级突然降低到较低声压级的瞬间，到助听器输出声压级再次稳定到较低的稳态声压级，并且其偏差在±2dB内的瞬间的时间间隔。它反映了压缩电路对摄入信号强度降低的反应速度。

如何设定启动时间与恢复时间，一直是听力学研究人员与助听器厂家所探讨的问题。过短的启动时间虽然能使助听器使用者更容易感受到言语音节的抑扬顿挫，但频繁的压缩启动会使助听器使用者感到不适。而过长的启动时间虽然使声音听起来较柔和，但是对言语的理解能力将下降。经过长时间的研究，大多数学者认为快压缩5~10ms的启动时间是一个较佳的选择。然而恢复时间长短的优劣，由于千变万化的信号，目前尚无一种最佳的评判方法。下面详细讨论不同的恢复时间性能。

（1）长恢复时间：当音节中包含1个元音和1个辅音，同时元音与辅音的时间间隔很短，只有数十毫秒时，因元音的声压级较高，辅音的声压级较低，放大线路对元音起压缩放大作用。此时，如果恢复时间大于元音与辅音的时间间隔，

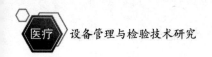

则对辅音仍采用压缩放大，那就会导致放大后的辅音难以听见，从而导致言语分辨率的下降，有时甚至比线性放大线路效果还差；而如果采用短恢复时间，压缩放大线路对元音采取压缩放大，对辅音采取线性放大，因线性放大的放大倍数较高，元音与辅音均能听得清楚，言语分辨率得以提高。但是，压缩放大线路输出的元音与辅音声压级差值较摄入时小，有可能导致某些言语声的可懂度下降。因此，长恢复时间适用于短时程、高强度信号，取值一般＞50ms。

（2）短恢复时间：当音节间隔时间较长时，压缩放大线路对元音压缩放大后，很快恢复为线性放大状态。一般来讲，此时的增益较线性放大线路大，那么原来听不到的音节间的语音基底信号恰好能被听到，感觉像呼吸声或噪声等。解决的办法有两种：一是降低总体增益，二是增加恢复时间。临床上，一般助听器的启动时间与恢复时间不可调，那么就只能降低总休增益来达到目的。因此，短恢复时间适用于长时程、中等强度信号，取值一般＜50ms。

（3）自适应恢复时间：因恢复时间的长短在各种环境下各有优缺点，为求得更佳的压缩效果，自适应恢复时间随之诞生。自适应恢复时间随摄入信号强度、时程的变化而变化。日常生活中大多数声信号需要长恢复时间。目前先进的压缩放大线路还使用模糊侦测器，它通过1个快速峰值和1个慢速峰值探测来计算并调整压缩放大的启动时间和恢复时间，使助听器能适应多种环境。

动态压缩特性还会影响到压缩比率的实际大小，通常我们把它称为有效压缩比率。影响有效压缩比率的因素很多，如线性放大区域的增益、摄入信号中的峰谷比、摄入信号的平均声压级、启动时间与恢复时间、峰信号的间隔等。静态压缩比的测试是以纯音信号这一稳定的信号为基础来测量的，但言语信号与纯音信号不同，在强度上有波动起伏，所以在现实生活中不一定都能体现静态压缩所显示的增益改变，这也使得有效压缩比率与静态压缩比率不同，一般而言对言语信号产生的压缩比率会小于按照纯音信号定义产生的压缩比率，即便是自适应恢复时间的压缩电路也如此。市场调查表明，自适应恢复时间的有效压缩比率接近于1：1，这也与日常生活中多数声信号需要长恢复时间有关。

（六）峰值探测与平均值探测

所有的压缩放大线路都需要有声音强度探测器，一般有峰值探测和平均值探测两种方法，用于探测聆听者周围的环境并自适应调整系统的增益。声强度探测器一般通过测试摄入信号的声压级大小来改变增益，它通常包括信号的整流及平滑，而上文所提到的系统启动/恢复时间正是依靠这种平滑来实现的。在最初，启动时间与恢复时间设置中所用到的探测器都是峰值探测器，启动时间与恢复时间是根据信号的峰值做出反应，而现在大多数助听器都已经使用平均值探测器，它是对信号幅值的均方根做出反应。对起伏比较大的信号（如言语信号），如果使用峰值探测的压缩放大电路，分别对应于大摄入声信号的压缩启动与小摄入声信号的恢复放大就会交替得非常频繁，过快的增益变化会使大声信号与小声信号之间原本的声强差异被人为地缩小，从而经峰值探测压缩放大后输出信号的起伏（也称为峰谷比）会较原摄入信号小，这反而提高了言语理解的难度；而使用平均值探测的压缩电路，对于言语信号的声强变化做了统计上的平均与平滑，这样就能防止增益变化过快，并且使其更符合言语的统计学规律，从而使得经压缩放大后的输出信号起伏尽可能保持与原信号一致，这会降低言语理解的难度。在使用平均值探测的压缩放大系统中，一般是通过滤波器对原摄入信号幅值的均方根进行平滑后再加以探测，这种探测方式也逐渐被证明是一种较好的压缩放大线路探测方式。

（七）多通道压缩放大处理

由于听力损失曲线的多样性，单通道压缩很难准确地匹配听损人士各频率的听力损失，相比之下多通道压缩放大处理具有更强的针对性和更大的灵活性。当使用单通道压缩放大处理时，只要信号整个频率范围中的某个频率上的强度超过压缩阈值，压缩放大即启动，信号中不同频率分量之间的响度差不变。而在使用多通道压缩放大处理时，系统则是把信号分成数个频段，若某个频段的强度超过预先设定好的压缩阈值而其他频段的强度并未超过各自的压缩阈值，则只有该通道的压缩被启动，同时其他频段的信号仍为线性放大。显然，该频段信号与其他频段信号的强度差将被改变，这也是多通道压缩放大如果设置不当，言语可懂度甚至比单通道压缩更差的原因。

（八）目前最新的助听器压缩放大方法

1. 增强动态范围压缩

增强动态范围压缩（EDRC）的压缩阈可低至20dB HL，也叫超低压缩阈值。低压缩阈可以有效保证言语信息非常重要的小声（如言语中的辅音）被放大。言语中有许多辅音成分，能否听清这些辅音对儿童的言语学习来说非常重要，而辅音的可听度取决于助听器对小声的放大能力，而这是由非线性助听器的压缩阈来决定的，压缩阈越低，小声增益就越大，言语的可听度也就越好。有意义的会话言语声音，其最低摄入强度在20dB HL左右，压缩阈越接近这个水平，越能保证小声言语可听度，同时大声增益减少，保证大声言语的舒适和最小失真。

2. 自适应动态范围优化

自适应动态范围优化（ADRO）线路是模仿人脑采用模糊逻辑规则来对信息的摄入量、处理量、存储量进行压缩的原理出现的一种压缩放大方法，目前已被运用到了数字助听器中。

ADRO首先将摄入信号分解成细窄的频段，送入多达128个独立频段的滤波器组中，根据环境自动调节音量，尽可能遵循用户舒适阈以下的声音保持线性放大、舒适阈到不舒适阈之间的声音使用非线性放大、同时对于不舒适阈以上的声音进行限制输出的原则，以达到安静环境中小声音足够放大，嘈杂环境中太响的声音听起来比较舒适的目的。其验配的方式为将最大不适阈定为上限，即当10%的摄入声超过这个上限时，总的声音增益将会被降低；其下限是最小可听度，即当30%的摄入声低于设定的可听度时，总的增益将会相对提高。这样不但可以减少如压缩拐点、压缩比率、启动和恢复时间等压缩参数的调节所导致的言语理解度下降，也能通过线性放大来减少言语的失真。因此，ADRO充分结合了线性放大技术带来的高保真及非线性处理技术带来的高言语舒适度这两大优点。

3. 复合宽动态范围压缩

基于频率的复合宽动态范围压缩系统是一种已经成型的应用于助听放大线路的声音信号处理方案，能在环境干扰增加的情况下改善频率分辨率和音质。

复合宽动态范围压缩采用频率卷曲技术以对数非均匀的频率分割方式提供高效率的信号分析。在信号滤波和频率分析时，仿真复合宽动态范围压缩系统可在音频路径和分析路径上利用Warp压缩器进行独立处理，音频路径采用frequency-warped的有限脉冲响应（FIR）滤波器来处理信号的时间信息；非音频路径采用frequency-warping的快速傅里叶变换（FFT）分析器来处理信号在各通道内的频率信息。频率卷曲技术对低频信号进一步分析并细化低频的频率分割，能得到更好的低频分辨率，同时也减少了无效的高频频段处理。复合宽动态范围压缩系统的特性包括快速音节的启动和释放时间、低压缩阈值以及压缩比率的范围（从1∶1到3∶1）。在通常情况下Warp压缩器短处理延时在2～5ms，所以基本没有回声，符合开放耳选配的要求。

（九）滤波器在压缩放大线路中所处位置的影响

在数字放大线路中，可根据滤波器在压缩放大线路中所处的位置分为前滤波器、后滤波器、内滤波器3种形式。

（1）前滤波器处于反馈环路之前，它的频率响应特性可影响反馈环路的启动。如果滤波器是高通滤波器，由于低频被衰减，摄入声要达到较高的水平压缩才启动。因此，低频的压缩阈值提高了，高频的压缩阈值不变。

（2）后滤波器处于反馈环路之后，它的频率响应特性不会影响反馈环路的启动，高低频的压缩阈值不会变化。

（3）内滤波器处于反馈环路之中，只有在反馈环路启动时才会起作用。因此，它实际的压缩阈值与前滤波器相同。

由此可见，滤波器在压缩放大线路中所处的位置不同，不可避免地导致助听器压缩放大线路特性的变化，从而影响压缩放大线路的摄入–输出特性。因此，助听器实际的动态特性不能依赖于助听器技术指标中给出的摄入–输出特性，而需要在多个摄入声强下，测出一组摄入–输出曲线，才能全面了解压缩放大线路的动态特性。

（十）压缩放大线路的优缺点和适用性

1. 压缩放大线路的优点

（1）压缩放大线路最大的优点就是采用此线路的助听器佩戴起来非常舒适。它避免了线性放大线路在大声时的不适，同时也减小了线性放大线路在大声时的谐波失真，提升了用户的满意度。

（2）压缩放大线路比线性放大线路在中、小声时具有更大的增益，言语可懂度得到了极大提高。为了避免大声时的不适，线性放大线路被迫降低增益，包含言语信号的中、小声的增益也被降低到了所需的增益以下；而压缩放大线路在小、中、大声时的增益可自适应灵活调节，言语可懂度自然比线性放大线路大，

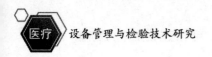

在临床上也证实了压缩放大线路更适合感音神经性聋听损人士。

2. 压缩放大线路的缺点

（1）压缩放大线路虽然谐波失真较小，但却改变了波形，带来了另一种失真，特别是当压缩阈值设置不当时，言语可懂度甚至比线性放大线路还要低。线性放大线路虽然在大声时失真较大，但在中、小声时失真却很小，不会因压缩产生信号变形而降低言语可懂度。

（2）压缩放大线路的输出信号响度较小。对重度听损人士来讲，一般更喜欢线性放大线路的高输出功率所带来的音质。

（3）压缩放大后信噪比实际上是被降低了。但是，目前的数字助听器可以采用其他方式来降低噪声、提高信噪比。

3. 压缩放大线路的适用性

（1）对于部分重度听损人士或习惯于线性放大助听器音质的用户，选择限幅压缩放大线路会更适合。

（2）对轻中度听损人士，选择宽动态范围压缩放大线路比较合适。

（3）如果宽动态范围压缩放大线路能够结合适当的限幅和削峰效果更好。例如，对中、小声采用宽动态范围压缩，在大声摄入时（一般80dB SPL以上）采用限幅，对100dB SPL以上的噪声则采用削峰或数字削峰。

第三节　数字助听器的降噪处理技术

降噪处理，是指数字助听器能够将诸如火车或者汽车声这样的噪声抑制在某一个固定声压级上的技术。目前，数字助听器一般采用将声音信号分解到多个频段（最高可以达到64个频段）内再分别进行降噪处理的自适应降噪处理技术。

一、数字助听器降噪技术的基本原理

一个三频段数字助听器在实现多通道自适应降噪技术时的系统（这里需要注意，之所以选择将声音信号分解成低频、中频及高频3个频段，是因为这已经足够阐述多频段自适应降噪技术的工作原理，但是实际应用中则可以分解为更多数量的频段），信号被3个滤波器（低通滤波器、带通滤波器和高通滤波器）分为3个频段内的信号，然后每个频段都经过一个可编程自动控制的频段增益在需要进行降噪处理的时候提供相应的衰减来达到去除或抑制频段内噪声的目的，最后再将分解后并经过降噪处理后的信号叠加起来组成最后的处理后信号。这种多频段降噪处理方式可以完美适用于数字助听器多通道处理的基本结构。

在这样的自适应降噪系统中，随着时间的推移，如何区分有用信号和背景噪声而仅对噪声进行衰减就成了此处理技术的关键。另外，对于已判定为噪声的时段内，对信号进行衰减的程度也是另一个重要考量，接下来会对这两项因素进行重点分析。

首先，需要介绍调幅度这样一个概念，它可以从某种程度上表征信号所包含信息量的多少。在通常情况下，调幅度高的信号很大可能是有用的言语信号，而调幅度低的信号很大可能是需要衰减的噪声信号。因此在自适应降噪处理技术中，调幅度就是决定衰减度的一个重要指标。调幅度的计算方式是：①计算各频段内信号级的短时间内平滑后的局部最大极值和局部最小极值；②将最大极值减去最小极值即可得到调幅度。

在实际应用中，信号级的短时间内平滑后的局部最大极值可以不进行专门计算，直接用信号级的瞬时值来估计即可；而局部最小极值则通过求出以下两数值的最小值来计算：①之前所求出的短时间内平滑后的局部最小极值加上一个最小值常数；②当前的信号级。

平滑后的局部最小极值的计算是每个时刻都在实时进行的，很多时候采用递归的方法来处理，具体处理方法在此不做赘述，而此最小极值可以看作是隐藏在窗语信号中的背景噪声大小的实时估计值。例如，一段背景噪声下的英文单词"understand"在低频、中频和高频3个频段内实时算出信号调幅度，也印证了此时信号是有用信号的可能性。对于低频信号，调幅度只有在言语开始时有少量变化；对于中频信号，调幅度在言语开始时突然增加了10dB；对于高频信号，调幅度在言语开始时增加了15dB并在言语进行时继续增加20dB。而当单词结束后，除了一些随机波动以外，每个频段的调幅度都逐渐下降，最后达到单词开始前的水平。在通常情况下，调幅度越高，是有用信号的可能性就越大，反之是噪声的可能性就越大。

在降噪处理中，对于调幅度高的信号我们就尽量少地去衰减它，对于调幅度低的信号我们就可以衰减得多一点。对于具体的衰减度计算，我们这里引用ANSI（1997）中的15dB原则，它是基于最优言语智能指数（SII）模型来考虑的。根据15dB原则，如果频段内信号的调幅度高于15dB，则不对信号做任何衰减；如果频段内信号的调幅度低于15dB，衰减度则是15dB减去调幅度。

举例说明如下。

调幅度：10dB→衰减度：5dB。

调幅度：5dB→衰减度：10dB。

经过15dB原则计算后，对于前例中单词"understand"，我们可以计算出，对于低频信号，只是在言语声发生的时候，衰减度才略微减小，而整个过程中都有一定程度的衰减；对于中频信号，衰减的程度就降低了很多；对于高频信号，由于调幅度迅速提高了将近20dB，所以基本上没有对信号进行任何衰减。

综上所述，实际上自适应降噪处理技术就是在各频段内对子带信号根据调幅度的变化来相应改变衰减度来达到强化言语信号、抑制噪声的目的。所依据的基本原则就是：当有用的言语信号出现时，调幅度的增加会慢慢去除衰减；而言语信号的间隔期间，调幅度的降低会慢慢增强衰减。根据上例中计算出的不同频段信号的衰减度，我们也可以看到各子带信号合成后的降噪后信号与原信号的对比，降噪后的言语信号虽然整体声压级变小而显得轻了些，但是单词"understand"比原信号听得更加清楚，也更容易让人听懂。

二、降噪处理技术的其他改进方向

第一，在计算局部最大值的时候，既可以选择信号的峰值来进行平滑，也可以根据信号的瞬时值来进行平滑。用瞬时值平滑的时候调幅度的变化更加敏感，对于信号变化的反应也更加迅速，而用峰值平滑的时候调幅度的变化更加平稳，不易受到扰动的影响。两种方式可根据实际使用环境进行选择。

第二，由于用于降噪的衰减度是完全由调幅度决定的，而与信号本身声压级的大小无关，这就造成有的时候自适应降噪系统对于调幅度相同的小噪声和大噪声衰减的程度相同，这样可能会使包含某些重要信息的言语信号被过度衰减而导致没有被听到。为了解决这种问题，当信号声压级降低到一个小的阈值以下后，无论信号的调幅度多大，信号的衰减度都会逐渐降低。

第三，本节提到的降噪衰减都是基于线性放大的系统，如果所处理的信号已经是被压缩后的，例如自适应降噪系统被应用于多通道宽动态范围压缩（WDRC）中，那么本例适用的15dB原则就需要根据压缩比率而改变。例如，如果系统的压缩比率为2∶1，那么原15dB原则将会被修正为7.5dB原则用于计算衰减度。

第四节　数字助听器的声反馈控制技术

声反馈是助听器验配中经常出现的一种外部啸叫现象，其发生常常影响助听器的佩戴效果。据统计，差不多有24%的助听器使用者的抱怨与助听器的声反馈有关。为防止和消除声反馈，应从声反馈发生机制入手，针对其产生原因，探索消除声反馈的方法，达到消除、防止声反馈的目的。如何消除声反馈问题是开发、生产和验配人员需要共同探索与研究的问题。

一、声反馈的产生机制

助听器是一种体积很小的微型扩音器，在正常情况下助听器是把从外面接收进来的声音经过放大后送到受话器发声。但是，因为助听器麦克风和受话器的距离很近，如果受话器所发出声音的一部分能量通过声传播的方式再次传回麦克风，被麦克风放大，那么就会引起啸叫现象，我们把它称作声反馈。

声反馈产生的条件包括：①麦克风与受话器同时使用；②受话器发出的声音能够通过空气传播到麦克风；③受话器发出的声音能量足够大并且麦克风的拾音灵敏度足够高。

在助听系统中，当使用麦克风拾音时，若麦克风的拾音区域与受话器的放音区域未能完全隔离，受话器发出的声音通过空间传到麦克风，由于放大电路增益过高而导致声反馈。一般在助听系统中出现反馈的主要原因是系统中某些频率的声音（信号）过强，当提升麦克风通路增益时，这些过强的频率率先达到所需条件而产生声反馈。

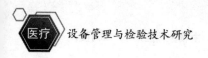

二、声反馈的产生原因

（一）人耳的形状及声学状况

任何一个耳道都可以被认为是一个声学共振腔体，共振会使某些频率的声音被格外加强。

（二）助听器外壳或耳模问题

在助听器的外壳大小合适、佩戴正常的情况下，一般是不会产生外部声反馈的。但是，当助听器的通气孔过大或外壳及耳模过小使其与耳道间存在较大缝隙时，助听器输出的声音会从气孔或耳道间的缝隙泄漏出来，一旦助听器在耳道中所产生的声输出超过由耳模、外壳所提供的衰减，那么助听器的声输出就会变得不稳定，当助听器受话器发出的声音返回到麦克风时，外部声反馈路径就产生了。如果反馈回来的声音经过放大器再次放大，在很短的时间内就能形成一个放大回路，反馈信号就会逐渐增大并达到饱和输出状态。

（三）助听器增益调节问题

助听器的音量过大或助听器的高频增益太高。

（四）助听器自身问题

由于多方面原因，任何受话器都不可能保证频响曲线绝对平直，肯定会有某些频率出现共振峰。于是，在受话器放音时，会出现某些频率声音过强的现象，这个过强频率的声音就有可能造成啸叫。麦克风的频响曲线也不可能保证绝对平直，对某些频率的拾音灵敏度过高的情况在所难免，也就是说，麦克风对于各个频率的拾声灵敏度不同，这就会造成对某些频率的声音输出过强，因此就可能在这些频率出现声反馈现象。一般来说，麦克风对高频段中的某些频率灵敏度偏高，故更容易在高频产生啸叫。

三、声反馈的危害

声反馈现象一旦发生，轻者会造成麦克风通路音量调大后产生非常严重的啸叫，从而对助听效果造成影响；重者会使助听器出现严重失真，产生大量的高频谐波，这同样会影响助听效果。综上所述，声反馈的产生对于助听系统来说会使助听效果不理想，并造成许多不利的影响。

四、控制和消除声反馈的方法

在助听器设计开发中，工程师们研制和开发多种助听线路，总结出了许多抑制声反馈的方法，取得了良好的效果。其主要着眼点在于使受话器发出的声音不易传到麦克风从而减少声反馈现象的发生。在这里，我们分别对助听器自身和非助听器两种途径所引起的声反馈问题提出解决方案。

（一）因助听器自身原因引起声反馈问题的解决方案

1. 增大麦克风与受话器之间的距离

这在助听器系统中较难实现，因为助听器本身体积一般都不大，所以只能尽量使麦克风与受话器远离。

2. 降低麦克风通路音量

由于音量的降低有时很难达到某些听损人士对助听器增益的要求，尤其对于某些重度听损人士来说助听效果会受到很大影响，所以有时减少音量只是下策。

3. 根据指向特性合理选用受话器

受话器的指向特性将决定受话器在使用时声反馈的严重程度，受话器选用得当，声反馈发生的可能性会大大减小。受话器的指向特性是受话器对各个方向辐射声音的能力，指向角度大的受话器，发出的声音容易直接送到麦克风中，发生声反馈的可能性增加；指向角度小的受话器减少了声音直接回到麦克风的可能性，声反馈就不大容易发生。所以，在满足听音区域声音覆盖的前提下，选择指向角度小的受话器对于减少声反馈的发生来说将更为有利。

4. 根据灵敏度、指向特性和频响特性合理选用麦克风

麦克风的主要作用是拾取声音信息，在拾音时应尽可能做到拾取需要的声音，避免拾取到不需要的声音，这不仅对于提高拾取的声音质量大有裨益，也可以减少声反馈的发生。在满足所需输出声压级的前提下，如果在助听系统中选用灵敏度高的麦克风，同等条件下就比选用灵敏度低的麦克风所需的增益小，这也可以避免增益过大而发生声反馈。指向特性是麦克风对不同角度声音的接收能

力，从抑制声反馈的角度来看，指向角度越小越好。麦克风的指向特性选取要合理，因为指向角度太小会使拾音区域也相应减小，所以在选择麦克风指向特性时要综合考虑，不要顾此失彼。另外，麦克风的频响特性曲线出现共振峰也容易引起声反馈，由于麦克风的频响特性不平坦致使输出信号在某些频率上过强，这就为声反馈的发生提供了条件。因此，在挑选麦克风时应注意其频响特性不要有明显的共振峰。

5. 采用陷波滤波器

陷波滤波器是对超出幅度阈值的波峰进行滤波达到抑制反馈。当系统中被探测到某频率点出现明显的声反馈时，用一个作用于该频率的陷波滤波器来对反馈声信号进行陷波处理，从而将其衰减掉达到消除反馈的目的。陷波滤波器的中心频率就设置在声反馈的频率上，通过软件调整陷波滤波器的中心频率和陷波深度，可以有效防止助听器声反馈的发生。目前，数字信号处理技术的发展使助听器可以根据与声反馈信号类似的单一频率的纯音信号的声学特性来检测系统内是否有声反馈发生，若发生声反馈也能更快速地设计出相应的陷波滤波器来消除声反馈。

6. 使用数字信号处理技术

在助听器中使用数字信号处理技术，可以更容易地设计出不同的方法从不同角度来控制声反馈。这样既可以有效地利用数字信号处理芯片算法灵活、计算速度快的优点，又能更好地减少声反馈的发生。

（1）自适应增益控制：一个特定频率的反馈振动的产生，需要这一频率的声音从麦克风进声口到耳道的增益比从耳道返回到麦克风的衰减的绝对值要大，那么相应地减少此频率上的增益就是避免声反馈发生的一个有效方法。举个例子，最简单的消除声反馈的方法是使用者将自己的助听器音量减小直至反馈消失，这实际上就是运用增益控制的思路，但同时缺点也很明显，音量减小会降低声音的响度从而大幅度降低可听度和可懂度。自适应增益控制是自适应控制反馈振动可能发生频率处的增益，使得此频率处的增益不会超过引起反馈振动产生的最小增益。这种情况最有可能发生在频率响应曲线的近峰值处或峰值处，所以对峰值附近的增益进行适当衰减但不减少其他频率处的增益一般能达到很好的效果。自适应增益控制助听器会预先限定某些易发生声反馈的频率的最大增益（具体限制方法与耳模和外壳的密闭度有关）。当没有反馈时，助听器在整个频率范围内向使用者提供正常的频率响应，一旦被检测到有声反馈产生，在这些易引起反馈振动的窄带频率范围内增益就会被降至一个安全值来消除声反馈。

（2）自适应滤波器：前文提到的自适应增益控制和陷波滤波器方法都是在系统检测到有啸叫信号，也就是声反馈已经产生的时候才会被启动然后进行增益控制或者插入陷波滤波器来消除声反馈。而自适应滤波器法与这两种方法不同，它可以持续地监视整个系统传声通路的变化并利用对真实回声路径的估计来虚拟一个抵消路径，并实时产生回波抵消信号来抑制声反馈的产生。因为自适应滤波器实质上是在声反馈产生之前虚拟了一个回声抵消路径来抑制声反馈环路的形成，所以在达到极致上限条件之前，系统都是不会产生声反馈的。因此，使用自适应滤波器的声反馈抑制系统，显然能够比没有使用自适应滤波器的声反馈抑制系统所能提供的增益要高，也就更容易满足听损人士对中高频听力补偿的需求。自适应反馈抑制（AFS）是最常用的一种利用自适应滤波器来抑制声反馈产生的方法，麦克风接收到的摄入信号x（n）通过助听器前向路径正常放大得到输出信号y（n）并送往受话器发声，而受话器发出的声音会通过声学上传递函数为H（z）的回声路径产生回声信号f（n）并传回麦克风与当前输出信号叠加。而AFS的核心原理则是设计一个自适应滤波器对真实回声路径的传递函数H（Z）进行估计得到一个虚拟的回声路径ft（z），以进入受话器前的信号y（n）作为摄入通过此虚拟回声路径H（z）就能产生一个虚拟的等效回声信号f（n），然后从叠加后的摄入信号x（n）中减去此虚拟等效回声信号l（n）即可起到抵消回声路径的效果来抑制声反馈的产生。因为所需模拟的回声路径随环境变化而变化，所以设计好的自适应滤波器需要能够快速跟踪到这种变化。最常用的自适应估计算法有最小均方算法（LMS）、标准最小均方算法（NLMS）、可变步长最小均方算法（VLMS）以及递归最小二乘算法（RLS），这些算法都是通过迭代的方法最小化均方误差目标函数或通过最小二乘法来实现对目标系统的估计，具体原理已超出本书范围，在此不做详述。

（3）相位或频率改变：当整个系统的闭环增益上升并在某频率点相位改变为2π的整数倍时，该频率信号就在电路中形成正反馈，从而产生声反馈现象。因此，如果能够在信号摄入时就通过信号处理技术改变其相位或者频率，就能在一定程度上使系统不易产生啸叫。例如，早期助听器设计者会将受话器的正负极反接使得信号的相位移动180°，这样在一半的时间内系统允许获得大的增益而不发生反馈振动，这也是最简单的改变相位来抑制声反馈的方法。经过技术发展和改良，随后出现了移相法，即人为地周期性改变声波到达传声器的相位，使产生的正反馈和负反馈周期性变化，以此来破坏声反馈的形成条件，从而达到抑制声反馈的目的。同理，除了改变信号相位之外，也同样可以通过改变信号频率来抑制声反馈。频率改变方法的原理是使传回麦克风的信号与原始摄入信号的频率不同，这样两种信号就无法继续保持彼此的同相，在振幅上就不会有效地叠加，于是发生反馈振动的机会就大大减少了。但是，相位或频率改变方法也存在缺点，就是如果在无反馈振动的情况下想获得大的增益，相位或频率的移动（指随着时间的改变相位的移动）就会需要大一点，这样就改变了声音的音质或声调，容易产生失真。

（二）非助听器原因引起声反馈问题的解决

1. 佩戴问题

如果耳内式助听器或有耳模的耳背式助听器没有戴好会直接引起声反馈的产生。此类问题在助听器使用者的使用初期会经常出现，应指导助听器使用者正确佩戴助听器或耳模。

2. 外壳与耳模问题

有通气孔的耳内式助听器或有耳模的耳背式助听器产生啸叫时，如果在通过调试助听器的高频增益，或针对所探测到的啸叫频率的峰值进行处理，或检查是否开启助听器本身的自动反馈控制功能等操作后声反馈现象仍未解决，那么可以尝试考虑缩小或堵塞耳内式助听器外壳或耳背式助听器耳模上的通气孔。如果此时啸叫停止，那么说明减少或堵塞通气孔就能解决问题；如果此时啸叫仍存在，那么可以尝试通过手指压紧外壳或耳模，若啸叫停止，则说明外壳、耳模密封性差，需要修改或重做。

3. 外耳道异物问题

如果听损人士长期使用助听器，耳道容易造成耵聍堵塞，产生啸叫。因此，当助听器产生啸叫时，应仔细检查使用者外耳道有无异物堵塞并及时清洁，有时就能很快地解决由该原因引起的啸叫问题。

4. 声泄漏问题

助听器耳模的导声管会因长久使用而出现老化现象，造成破裂处的声泄漏，从而产生啸叫；若导声管和耳模的结合部、耳模和助听器耳钩的结合部等出现破裂或不密封，会因声泄漏而产生啸叫。因此，要注意对这些部位进行检查，当发现助听器的导声部件破裂或不密封时，应及时更换，就会很好地解决助听器啸叫问题。

5. 自然啸叫问题

在摘戴助听器或当电话机靠近助听器时产生啸叫是自然现象。因为当物件靠近助听器时，耳道泄漏出的声音易被麦克风接收而产生啸叫，所以使用者应养成摘戴助听器前关闭助听器的习惯，并且在使用电话机时调整电话机与助听器的距离，以能听清电话声音且不产生啸叫为宜。

第五节　数字助听器的移频处理技术

助听器是通过放大声音信号来满足大多数听损人士的需求的，但对某些高频听力损失>70dB HL、内毛细胞损失较重的听损人士，即使可感知放大的高强度声音，但对言语理解的效果也受较大限制，且个体差异较大。如果一味提升这些频段的增益不但不能改善言语识别率，反而会对其有一定的负面影响。产生这种结果的主要原因有以下几点。

1. 对高频提供的补偿不足

对于助听器来说，其功率放大增益和频带宽度受麦克风与受话器性能、声反馈产生以及耳模软管共振峰下移等多方面因素限制，使其在高频尤其是2kHz以上的增益效果有限，可能无法按经典的补偿原则达到所需要求，于是高频补偿的欠缺就导致助听器的助听效果不足以达到听损人士的需求。而有研究指出，超过35%的重要言语信息分布在2kHz以上，尤其对于大多数中心频率位于4kHz以上辅音的识别对提升言语识别率是至关重要的。因此，如果高频重度听损人士无法从传统助听器在辅音等高频信息的识别方面得到帮助，那么听力师就难以进一步提高听损人士的听觉能力。

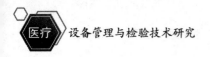

2. 向上掩蔽特性

在声学上，语言音素中元音声谱多分布在低频，而辅音声谱多分布在高频。因为低频声容易对高频声产生向上掩蔽，所以如果助听器在中低频有足够的增益而高频增益不足，就很容易造成放大后元音对辅音的掩蔽，使得听损人士更加难以对言语中的辅音加以识别。

3. 高频所提供的信噪比不足

一般来说，感音神经性聋听损人士需要较高的信噪比才能达到正常人在日常信噪比状况下的言语识别率。但是对于传统助听器来说，即使放大增益能达到补偿需求，往往也无法在高频提供足够的信噪比来帮助重度以上听损人士更好地识别辅音从而提高言语识别率。

综上所述，为上述类型的听损人士选配助听器，对于听力康复专家来说一直是一个挑战。除了人工耳蜗置入以外，移频技术的概念作为解决此类问题的另一个候选方案在20世纪50～60年代被提出。该技术的设计理念就是将语言信号的频率转移到患者具有较好残余听力的频率的听觉动态范围之内，而不是试图使所剩无几的高频听力有反应，也就是说，助听器可以将关键的言语信息从已经很难听到的高频区"移"到仍具有较好残余听力的低频区，从而让听损人士能够更好地听懂他人说话。

移频技术作为一种典型的频率转换技术，可以分为按比例和不按比例两种不同的方式。例如，简单的变调装置就是一种典型的不按比例进行频率转换的方法，它是通过恒定的频率移动导致语言信号不自然地变化。因为不按比例进行频率转换的方法不能保护语言信号中不同频率语素之间的相应关系，所以它对言语识别几乎没有帮助，反而容易干扰正常的听觉。而按比例移频（PFC）则类似于录音机的慢放，即先按正常速度录音然后以较慢速度播放，这种方法保持了语言中不同频率语素之间的相应频谱位置关系，因此对言语理解会起到一定的帮助作用。

一、移频助听技术的发展

EMILY是一种早期使用的移频助听装置，该装置可探知1～2kHz范围的声谱信息及音素和能量的构成，然后将较高或较低频带范围内的信号进行复制并移动，从而使其声音更易被察觉。当时这一技术已经用于可佩戴装置上，并且为广大高频重度听损人士带来希望，但实际的临床效果由于数据有限并未得到有效的证实。1994年，海德公司生产了一款使用慢速播放移频技术的特大功率移频助听器。为了克服传统助听器的限制，它应用按比例的频率压缩，通过电子磁带装置将语言信号几乎实时地按比例移动并压缩，第一次从理论上将听损人士不可能听到的高频辅音信号移到可以听到的低频区，从而克服了普通助听器对高频残余听力所剩无几的患者无能为力的窘境。图2-1中的2张图可以帮助理解按比例频率压缩移频技术的工作原理。

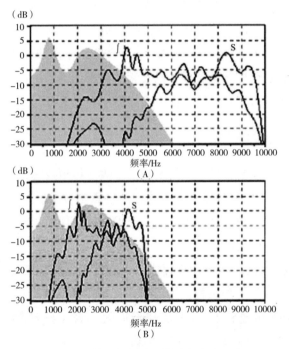

图2-1　按比例频率压缩移频方式示意

　　如图2-1所示，图（A）中的2条曲线分别表示了声音/sh/和/s/的典型频谱，阴影是助听器的频响区；而图（B）中，助听器的频率压缩比功能设置为2.25，即/sh/和/s/的原始信号被向低频按比例压缩了5/9。由于2个声音的能量峰的关系不变，所以仍然可以听到和分辨高频辅音，这里的分辨指的是识别这些辅音能量峰之间的相对关系而不是峰的绝对频率。

　　从图2-1中的例子可以看出，原本在助听器所能达到频响区域以外的信号现在被压缩到一个助听器能达到的频响区域以内而听损人士又有较好残余听力的频

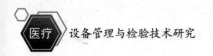

段（阴影区）。上述按比例频率压缩功能有时也被称为动态言语重新编码功能，但这一功能并不是任何时候都在运行工作的，有些高端助听器会根据言语特性先确定摄入信号是不是言语声，然后只针对言语声进行频率压缩，这样有选择性地压缩处理是为了确保只将有用言语声移到低频而保持其他跟言语无关的声音不改变，从而进一步提高言语识别率。

之后则出现了专门为高频听损人士改善言语识别率而设计制造的ImpaCt移频助听器。它根据摄入言语信号实时地进行数字分析，对言语的频率、振幅和时间特性进行动态调控，即在传统的振幅压缩放大策略助听器的基础上采用特有的类似于电子耳蜗的语言编码，实时地对动态言语进行重新编码，并采用动态辅音增强和按比例频率压缩等多种数字处理技术及大量标准的可编程选配参数的调整，来改善听损人士对言语理解至关重要的音素的辨别能力。ImpaCt移频助听器可以初步满足那些低频听力正常或轻度损失而高频损失严重听损人士的需求。

二、新型移频助听技术

近年来具有代表性的新型移频技术有：①线性移频技术，又称为可听度扩展技术（AE）；②非线性移频技术，又称为声音重塑技术。这些新型的移频助听技术让那些低频损失较小、高频听力损失严重（存在耳蜗死区）或无高频听力的听损人士听到高频声成为可能。

可听度扩展技术是一种线性移频技术，它根据助听器佩戴者的听力损失情况，将无法通过一般压缩放大提供增益的频率范围进行线性移频。对于1～4kHz的频率范围，如果想要将2kHz（及其附近的声音）线性移动一个倍频程至1kHz，而其他频率也会相应地向下移动1kHz，即4kHz被移至3kHz，2.5kHz被移至1.5kHz，移动后的输出信号将与未移动的原输出信号叠加并被置于一个可听的区域内。同时，为了避免移动后的信号所产生的掩蔽效应等影响，2kHz以上频率的信号成分将被过滤掉。其中，移频开始的频率被称为起始频率，起始频率的确定由听力情况而定。

声音重塑技术是一种典型的非线性移频技术，与其他移频技术最大的区别是语音信号要先通过压缩变窄再进行移动，这样可以避免移动后的频率与原有的低频信号重叠而影响言语清晰度。声音重塑要求听损者至少在2.5kHz及以下低频区符合验配范围，否则声音重塑功能无法提供帮助。如果一位极重度听损人士仅在0.25kHz、0.5kHz和1kHz有残余听力，其他各个频率均未引出反应，则无法重塑该听损者的高频区听力。

　　听力师在处理高频听损人士的听力康复过程中应综合考虑现有的所有方法。虽然目前人工耳蜗能够使大部分听损人士在移植后能够在言语识别方面有很大改善，但是同样有其局限性，如高昂的价格、手术的风险和创伤以及长时间电击刺激所带来的不良反应等都在一定程度上限制了人工耳蜗的使用。因此对于这一类高频听损人士，移频助听器也是一个不错的选择。在为听损人士提供服务的时候，也应该指导他们认识到带有很多语言信息的高频辅音的重要性，这样他们就会更容易理解移频助听器对于言语识别所起到的重要作用。需要指出的是，听损人士在选配移频助听器后，一般需要更长的适应期，并且成人的适应期较儿童要更长。

　　综上所述，移频助听技术是一种转移高频放大增益到有用的残余听力频率范围的信号处理策略，它是一种介于普通助听器与人工耳蜗之间的另一种听力补偿方案。

第三章　电子计算机断层扫描设备的安装与维修

电子计算机断层扫描（CT）设备作为大型精密医学影像设备，经过多年的发展，得到了广泛的应用，为疾病的诊断提供了强有力的依据。CT设备运行状况不良或发生故障时，会给整个医院诊疗管理带来很大的影响，主要表现在以下3个方面。

（1）从诊疗、检查方面讲，它会影响CT图像的质量，进而影响对疾病判断的准确性，甚至造成误诊误治。

（2）从经济效益方面讲，当CT发生故障造成停机，修复需要时间成本，同时需支出维修费用，影响其他科室相应诊疗业务的开展。

（3）从社会效应方面讲，当患者来医院就诊时由于CT故障而无法进行检查可能延误病情，给医院的声誉造成不良影响。

因此，在CT安装初期，就要全面考虑选址恰当、方便患者就诊、保养维修便捷等，使CT设备能够处于良好的运行工作状态，这对整个医院的诊疗活动来讲是十分重要的，也就涉及CT设备的安装维护相关工作。

第一节　电子计算机断层扫描的安装

根据制造商机器质量和故障跟踪调查记录显示，同一型号、同一批次出厂的电子计算机断层扫描（CT）设备，在使用寿命、开机率等方面均有不小的差别。其中，CT设备的机房工作环境、机器的使用和日常保养及维修等方面的工作状况，均对CT的性能指标具有极大影响。

一、安装的场地要求

CT设备房的选址应当体现"以患者为中心"的服务理念，根据医院工作流程布局，整体规划，考虑全局，应遵从以下基本原则。

1. 方便患者就诊

CT设备房一般应当位于医院门诊和住院部中心位置且设置在一楼，门诊或者急诊科往往会有一些外伤患者或者脑血管意外患者，常常需要快速明确诊断，紧急处置，病房中也经常会有些危急症患者，因此要求能够快速便捷地将患者运抵CT设备房，缩短患者转运时间，方便患者就诊。越来越多的医院在急诊室单独配置1台或多台CT设备。

2. 有利于影像科整体布局规划和影像管理系统的实施

现在影像科配置有多种影像设备，各种设备之间有着学科互补性。将影像科设备集中在一起，一方面方便患者就诊，另一方面也便于学科建设，有利于影像管理系统的实施，便于图像的管理和集中诊断，实现影像资源共享。

3. 有利于CT设备的安装和维护

CT为大型精密医学装备，机房选择应当注重防潮、防尘、防震。CT设备一般结构比较沉重，安装在底楼层面可以降低楼层的负重和机房防护施工，同时方便安装与维护。

在经过前期的大型设备配置许可申请、可行性采购论证、招标定下机型以后，厂方会安排场地工程师进行实地勘察，进行场地设计。一般要求机房结构坚固，面积随机器大小和相应辅助设备多少而异，高度以3m为宜。

在进行机房建设时，首先需要进行环境影响评价和职业病危害放射防护预评估，申领《辐射安全许可证》。设备安装验收完成后要进行机房辐射防护效果检测并进行竣工验收，然后申领《放射诊疗许可证》和《大型设备配置许可证》。

主机机架底座部分要下挖并按照要求浇筑，能够承受机架有效负荷，防止机架下陷。同时根据机器安装要求，预留辅助用房和铺设电缆所用的电缆沟，电缆的铺设应避开交流电磁场（如变压器、电感器、马达等），且信号线和电源线应屏蔽、分路铺设。必要时需要做有白铁皮衬里的电缆暗沟，上面加盖，且有防鼠

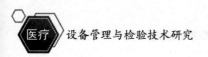

害措施。若电缆线太长，应该波形铺设，不可来回折叠；若有光纤线缆，则应有相应保护以免折断。地面可以使用PVC塑胶地板或者木地板等铺设，要求既可防潮又可防尘。

CT设备是放射源，整个机房的墙壁、楼板、门窗等都应该符合放射防护要求。一般应根据CT使用时的最高千伏电压来决定，如125kV的机房，其X线防护层应达到相当于2mm防护铅当量，墙体可以采用24cm厚的普通砖混结构，并用水泥灌缝，或者16cm厚的混凝土，在墙体上要按照场地图纸设计要求准确设置预埋件并留好预留孔。

二、安装的工作环境要求

（一）安全紧急装置

扫描室和控制室要安装紧急断电开关，以便工作人员一旦发现机组情况异常，可就近立即进行断电操作，防止意外事故的发生。安全紧急开关应安置在离地1.6~1.8m的墙上，防止人员靠墙而引起误触误碰。在扫描室、控制室离地0.3m的墙壁上，需设若干个单相三线的电源插座，以便今后机器维修保养、局部照明和其他辅助用电设备或仪器的使用。每组插座旁最好能有单板空气开关控制保护。

（二）环境要求

一般情况下，CT扫描装置的环境工作条件应满足如下条件。

1. 环境温度

扫描室为20~28℃，控制室为18~28℃。

2. 相对湿度

扫描室为30%~70%，控制室为20%~80%。

3. 大气压力

700~1060hPa。

4. 空气净度

必须保证CT设备房的空气净度，以使电气设备正常运行。静电感应可使灰尘吸附于零部件表面，既影响散热、光信号传输，又降低元器件的绝缘、耐压等电气性能。一般可通过空调过滤、风帘和排气风扇来保持与室外新鲜空气的交换，减少空气中的颗粒物。

此外，有些设备供应商还特别指出，正常的工作环境温度与相对湿度的相互关系还应满足特定曲线区域关系，即两者组合不得超出图中闭合曲线的范围。

为了保证CT设备在最佳的工作环境中运行，延长机器的使用寿命，各CT制造商对扫描室、控制室的温湿度和空气净化度都有推荐的最佳条件，如表3-1所示。

表3-1 CT设备最佳运行条件

条件要求	温度（℃）	相对湿度（%）	温度变化率（Δu/h）
机器操作时	22±3	50，无凝水	6
停机时	15～35	10～60，无凝水	
空气应达到B2级净化要求，若有计算机室，温度则设定在（18±2）℃为宜			

因此，要在CT设备房配置空调、除湿机和通风机等，并且要配备温度计等以监测机房环境。

（三）电源要求

CT设备的电源不仅要求电源能够提供足够大的电源功率，而且要求电源频率稳定。

1. 供电要求

CT电源电压值的允许范围为额定值的90%～110%；电源频率50Hz或60Hz，频率值的允差为±1Hz；电源容量由各企业标准规定。CT设备所需的电源应尽量由配电间用专用电缆提供，应保证专线专用，不可以与空调、电梯等其他感性负载设备共用。为了确保CT设备的供电稳定，抑制脉冲浪涌干扰，一般需加接交流稳压器。若条件许可，则建议每相再安装一个滤波器。现在CT设备在出厂时，会自带一套系统计算机用的不间断电源（UPS），若本身没配置UPS，建议最好去购买1台，以保障计算机系统正常工作，防止突然断电造成数据丢失、程序出错和零部件损坏。

2. 功率要求

CT系统电源干线容量应大于机组额定总功率的10%～20%，并具有足够小

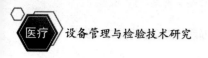

的内阻。

3. 接地要求

CT设备必须有良好的接地装置，其电阻<4Ω，并每隔6个月需检查1次。接地端到所有被接地保护的金属零部件间的电阻也必须<0.1Ω。

三、安装的流程

（一）开箱检验

设备到货后，要对运输情况进行检查，检查是否缺货、包装箱外观是否完好，确认未受到雨淋、水浸，防侧倾标记未发生变色，并拍照留存。

在确认运输无误后，方可开箱。在约定的开箱日期，组织设备管理部门和使用部门及供应商、厂家工程师等人员，进口设备还需要商检人员到场，一起开箱，检查箱内物品有无伤损，并做好记录。

（二）部件放置

设备部件的安装，按照利于工作和方便患者及机器正常运行的原则设计。根据机器的机械安装图，在扫描室地面上画好机架与床的位置，争取定位准确，搬运一次到位。要注意使机架扫描旋转轴与床面移动中心轴所构成的平面垂直于基准水平面，细心对准后，用地脚螺丝固定。

（三）铺设配线

设备就位后，按照安装手册，将各部件连接电缆连接到位，并检查各个连接件、螺丝等，确认连接紧密无松动，最后连接电源电缆。

（四）通电调试

机械安装完成后，确认电压、相序、地线等均正常，尤其是相序。一定要重点确认，否则可能会引起机架运动反转，损坏设备。通电试验，检查各运动部件等是否运动正常。通电测试完成后进一步对机器性能参数进行调试和检测校准。

第二节　电子计算机断层扫描的日常维护与保养

一、操作规范

电子计算机断层扫描（CT）价格昂贵、结构复杂、模式繁多，任何操作必须谨慎，稍一差错就有可能影响正常运行。一般来讲应遵循以下原则和规程。

（一）加强操作人员的技术培训，合理使用扫描参数

CT操作必须经过专门的上机培训，具备专门知识和操作技能，熟悉CT设备的结构、工作原理、不同病变的参数选择等。应按国家的相关规定，经过专门的CT设备上岗培训并获得合格证书，掌握上机操作要领后才能上机操作。CT设备针对不同的扫描对象和人体器官组织，设置有不同的扫描参数组合。操作人员也可根据本医院患者的具体情况，摸索规律，制订合适的参数组合。这样一方面可减少操作时间，另一方面也保证了图像的诊断质量和诊断的可比较性，同时维护了机器的使用寿命。操作人员加强自身的业务素质训练，掌握操作技巧，灵活安排高、低剂量患者的交叉诊断顺序，合理选择扫描模式和窗宽、窗位，对提高疾病的确诊率、患者的流通率，保证机器的完善率和开机率是十分有利的。

（二）严格执行开关机操作顺序

制造商随机发送的CT操作手册中一般对系统开机和关机的先后顺序做了详细规定，这是CT能正常运行的必要条件。CT系统复杂，部件众多，线路密集，信号频率高，在开关机阶段有大量的程序要装载、启动或卸载退出，有许多数据状态信号、工作指令要传输、检测、应答、通讯，而此时又是电源的不稳定阶段，瞬间开关接触器、继电器动作均会造成脉冲干扰和电流瞬态冲激。若开关机动作不规范，必然会加剧冲激的强度，造成器件损坏。另外，扫描后X线管必须有散热降温过程，突然关机会破坏这一过程，影响球管的使用寿命。

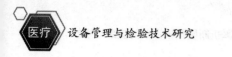

（三）注意X线管的预热

CT设备上电引入应用程序后，一般会进入一个X线管预热过程，这是因为X线球管曝光必须要达到一定的工作温度，必须保证它的温升梯度。突然施加高压会使球管因冷热骤变造成球管靶面龟裂或产生游离气体，降低X线管耐压值，同时还容易使冷却油炭化，绝缘性能下降，引起管套内放电，造成恶性循环，从而降低X线管的使用寿命。故必须重视X线管的预热，碰到夜间急诊时尤其显得重要。

（四）防止辐射干扰

CT中包含了大量的处理器、A/D转换器、传输器等大规模高集成芯片和可触发功率器件。大量的信息数据、状态和指令在系统内以高频方式快速传输。外界的高频或低频干扰会影响这些信号发挥正常功能，造成程序中断、数据丢失和软件损坏。

（五）加强防病毒措施

目前许多CT设备装备通用PC机的外设和板卡。必须加强机房的盘片和操作管理，禁止外来移动存储设备接入计算机使用，如U盘等。

（六）注意操作过程中机器运行状况

扫描过程中要随时注意操作台和监视屏上各参数的变化和信息提示，观察患者的情况，及时发现异常，采取相应措施。在扫描期间严禁随意按键或用鼠标点击菜单，调换成像参数和机器条件。注意扫描的间隔时间，禁止超热容量使用。

（七）定期对机器进行性能校正

CT设备的成像与检测器的位置、性能参数、余辉时间、前置放大特性、球管输出特性、高压稳定等因素有关。这些因素在预处理阶段通过各种校正表的补偿得以纠正。但随着机器的使用、器件的震动、气候的变化，有些校正表不能适应新的情况，此时应该重新造表以适应当前的偏差环境。空气校正、水的CT值测定、像素噪声就是其中几项实用的，同时又是较易操作的校正。

（八）机器工作状况日记及机器档案

CT设备日常工作状况的记录对维护机器良好的运行状态、保证开机率是十分有用的；对今后可能出现的故障，可提供诊断判别的第一手资料。

1. 工作状况记录一般应包括下列内容

（1）当日的机房温度、湿度和电源情况。

（2）当日患者的数量、扫描模式（可参阅患者登记）。

（3）机器使用状况（若有故障出现，要写出错信息时间、处理措施和结果）。

（4）机器若进行过清洁或保养，要作记载。

2. 机器维修档案应包括以下内容

（1）机器安装交接后的原始测试图像和安装交接记录，以便日后参照、对比。

（2）机器维修记录，如时间、原因、维修人员及维修后效果。

（3）机器零部件更换记录、时间、序列号及版本号（包括软件及固化软件）、理由（出错提示、故障情况及故障判断）。

二、日常维护

（一）日常维护

日常维护和定时保养对保证CT高的开机率是必不可少的。它应包括CT设备房的清洁打扫、机房温湿度的控制、机器安全的检查、机架位置的检查和复位、辅助器具的整理、易耗品的添置等各项内容。

（二）机械部件保养

CT系统的机械运动部件，如CT检查床、扫描机架、球管与探测器等的运行，均是计算机中央系统控制操纵运行的，它们的运行状态对CT设备的正常工作影响较大。所以，这些机械部件的保养十分重要。

（1）应经常检查CT检查床的水平、垂直运动自由度，观察有无摩擦、卡死现象，对升降和进退的轨道适时涂上润滑油，以减少摩擦和磨损。

（2）为了防止部件的电镀部分生锈，应经常用油布擦拭，然后用柔软的干布擦净，避免碰撞喷漆或烤漆部位，以免漆皮或镀层脱落生锈。

（3）应经常检查扫描机架的活动情况，正负倾斜运动时是否均衡匀速，运动声音是否正常、有无卡壳现象。必要时对扫描机架的倾斜运动轴涂抹润滑油，防止磨损，增加灵活度。

（4）对扫描机架内球管和探测器运行的旋转轴、视野调节轨道应该经常检查，看有无磨损、断裂，并经常涂上润滑油。

（5）应经常检查CT设备各部件的紧固件，如螺丝、螺母、销钉等是否有松动或脱落现象，如有应及时加以紧固，特别是扫描机架内以及影响机器安全稳定的螺丝等紧固件尤应注意。紧固件的替换和紧固的力矩要严格按用户手册规定实施。

（6）所有的传动和平衡用零部件，如滑轮、轴承、齿轮变速装置、传动装置和各种轨道及钢丝绳等，要存细检查，及时按更换原则更换已损坏或即将损坏的有伤痕部件，并精心调整加注推荐润滑油剂，使其传动平稳，活动自如，噪声减小。

对CT设备中运动频繁的轴承、轨道、滑轮等要重点检查。因为它们的故障往往是逐渐形成的，从局部的损伤发展到整件的损坏，以致CT设备停止运行。在检查中不仅要查出有明显损伤的部件，更重要的是将那些有隐伤的部件查出来，防患于未然。必要时还得调整运动部件间的相互位置，以保证机械运动的正常执行和延长CT设备使用寿命。

（三）电气部件保养

电气部件的保养涉及CT系统的安全和机器性能。主要任务如下。

（1）检查电源线的绝缘层是否老化、破损或过负荷烧焦等现象，电缆外皮有否破损，光纤有否折断。若有上述情况之一，应立即用同规格线缆更换。

（2）检查接地装置是否完好，若发现接地导线有局部折断或接点锈蚀，应更新连接导线和清理接点，并按规定校验。若测得接地电阻明显增大或超过规定数值，应进一步检查各导线的连接，必要时应直接检查接地电极。

（3）检查计算机、扫描机架内、检查床等部件间的连接线缆是否完好，有无破损、断路和短路现象，有否接插件连接松动、铺设不当的情况。若发现，应及时更换，以防故障扩大。

（4）CT设备运行一段时间后，各元器件的性能会发生一些改变。在电路检查中要注意测量各部分的电源数值及纹波。定期检查与校正部分重要电路，如氙气探测器的压力状况、数据采集系统各通道的增益和线性、机架旋转速度的控制电路等。要经常监视电源状态，调整稳压电源的工作状态，确保CT设备所需的稳定工作频率和工作电压免受外界突变电压的影响。

三、定期保养

除此之外，CT设备还应制订"短、中、长"定期维护的制度。可视医院的患者情况、机器的运行状况和医院的维修技术力量等来制订。

（一）短期保养

一般建议短期2个月1次，可利用半天时间或晚上进行。主要工作任务如下。

（1）机架、床和计算机柜的表面清洁、消毒，清洁和消毒之前必须关闭主电源。运动部件的运行情况可用CT的相应校正程序来检查。

（2）运动部件的调节校正，如开关位置、速度等。

（二）中期保养

中期保养可每半年进行1次，一般可安排一天时间。主要工作任务如下。

（1）各进风口滤罩的清洁和调换。检查运动部件的传动机构是否有松动，碳刷是否完好。重要部件的插头、螺丝要按一定力矩进行紧固。对计算机柜内、扫描机架内和检查床内部的灰尘，可用带毛刷的吸尘器抽吸。特别对集成电路板上的灰尘，要用柔软毛刷和喷气皮球清除。

（2）运动部件根据具体情况适当加注润滑油。若高压发生器和球管内的冷却循环系统的水量或油量减少，影响散热，应及时进行补加。

（3）根据CT图像情况做一些数据测试，相应进行一些必要的造表和校正。

（三）长期维护

可定于每1～2年1次，可与供应商或相关的维修部门协作进行。主要工作任务如下。

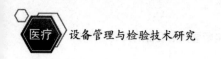

（1）调换有损伤的零部件，如齿轮皮带条、碳刷等。

（2）检查接触器触点有无打毛、损坏的痕迹，测量各档电压电源是否在标准范围，保险丝是否氧化等。

（3）机柜内吸尘排灰。

（4）进行接地电阻测量。

（5）重新进行各种表格的重建和机器位置的校验调整。

第三节　电子计算机断层扫描的维修

电子计算机断层扫描（CT）设备是集机、电、光、放射和计算机软硬件技术于一体的大型医学影像设备。部件众多、线路复杂、相互关系密切。维修时，既涉及硬件的测试与更换，又需对软件进行检查和参数校正；既要考虑机械上的位置和精度匹配，又要顾及平衡和结构形变等问题。CT设备的维修工作较复杂，通常可分为日常定期维修和故障检查修理2种。出现故障时，要谨慎进行检查和修理，切忌盲目动手，以致故障扩大。

市场上常见的CT设备主要由西门子、通用、飞利浦、联影、安科、康达、万东等国内外厂家制造生产。它们型号繁多，结构千差万别。因此，CT维修，首先应针对具体机型，掌握说明书上所指出的项目和规定，进行定期检查和维修，以便及时发现问题，避免故障。

CT设备在日常使用过程中由于各种情况造成某些元器件损坏及机器产生故障，使其性能下降或停机。尽管原因多种多样，现象也五花八门，但从大的方面来看不外乎机械故障、电器故障和计算机软件故障3大类。

1. 机械故障

常见的有传动部件失控或卡死，以及长期使用后磨损造成机械精度改变、弯曲、断裂、固定件（如螺钉、螺母、铆钉、键等）松动或脱出、部件运行声音异常等。

2. 电器故障

就其性质而言，基本分为开路故障、短路故障、漏电故障、电路功能故障（如时序、相位、逻辑组合等）。

3. 计算机软件故障

最常见的是计算机软件被破坏，致使CT设备不能正常工作或停机，以及部分软件参数改变，出现异常图像。这就要对软件中的有关参数进行校正或系统重装。

一、故障产生原因

CT工作为大型的医学影像设备系统，要完成患者的断层诊断工作需要3方面的因素共同协调，即CT设备、操作人员、系统运行环境。操作者、环境及CT设备本身这3个因素中任何一个出现问题，均可导致CT影像设备系统出现故障。这3个因素出现问题的概率基本相等。

1. CT设备

CT设备本身的质量问题，设计的合理性，元器件的可靠性、寿命等也会引起故障。

2. 操作者

操作者由于对CT的整体技术和操作要领不熟悉或疏忽，在操作CT时会引入非法指令，从而造成机器故障。

3. 环境

CT要正常运行必须在适应周围的环境下才能进行。环境及其他条件不符合规定也是引起医学仪器故障的主要原因之一。

（一）CT设备本身质量

1. 零部件寿命

无论国产还是进口，任何机器、任何部件都有一定的寿命，没有不坏的机器。如CT设备的X线管，在长期工作中，因阳极不断蒸发的金属附着在管壁上，或阴极灯丝逐渐因点燃而变细，内阻增大，使其发射电子的能力减低，造成X线管衰老。故CT设备的X线管受曝光次数的限制，此种情形便是正常性损坏，无法修理，只有更新。此外，如CT设备的光电倍增管也随使用年限的增长而逐渐衰

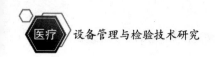

老，还有继电器触点的损坏、轴承的破裂等，很难用某一规定的使用时间来衡量。但可通过正确使用和维护，延缓其老化过程，延长使用年限，并有计划地在定期保养期间将其更换，从而不影响CT设备的正常使用。

2. 设计、工艺、制造缺陷

有些CT设备，特别是早期CT设备，由于工艺技术不完美，设计考虑欠周全，零部件制造质量控制不严密，导致一些元器件技术参数不过硬，工作寿命短，质量不易控制，经常发生故障，如电容漏电、绝缘击穿、接插件松动等，有的甚至修不胜修。计算机软件程序的设计缺陷也会造成CT系统的故障。

（二）操作人员

1. 操作不当

这是由不正当的操作造成机器的损坏，如操作人员对机器不熟练，部门管理制度不严，不遵循操作规程（如X线管在不预热的情况下便直接连通高压进行扫描，这样会使其突然升温而造成X线管阳极靶面烧伤发生龟裂，轻则使CT图像质量变差，重则造成X线管报废，迅速降低X线管的使用寿命）。有的操作人员工作时随意将茶杯或饮料放置在操作台上，若一不小心碰倒将会造成操作台键盘进水，轻则停机，重则造成机器进水短路而损坏。另外，不注意程序的提示和导航信息，没有按操作规程输入合法信息，造成系统死机和故障。

2. 性能调整欠佳

CT设备是高精密医疗器械，在安装和检修调整过程中，必须按照机器说明书中的技术要求逐步调试和校准，如扫描床的进出速度、互锁和极限位置、射束的硬化校正、通道校正准直器、探测器位置的对准、球管焦点的定位、CT值校准、高压波形的测试调整等，都应认真细致对待。若调整不当，轻则工作不稳定，重则使元器件寿命缩短，甚至无法正常扫描。若电流过大或电压过高均易导致元器件损坏。调整欠佳的最直接后果是CT图像质量下降，伪影增多，给读片带来困难，失去了CT临床诊断的效能。

3. 平时保养不好，维修不及时

操作人员对CT设备的日常保养十分重要，需经专门培训，固定专人负责。如继电器触点不清洁、机器内的灰尘没及时清除、高压电缆插头硅脂或变压器油没及时添加或更新、机械部件位置偏移、固件松动、运动部件润滑欠佳、计算机柜内空气过滤网不勤清洁造成通风不畅、高压电缆过度弯曲或受潮使其绝缘强度降低而造成高压击穿等都会导致机器故障，使CT设备不能正常使用。

（三）环境

1. 电源质量

CT设备对供电要求十分严格。电源质量不良，频率控制不严，电压忽高忽低，除影响机器正常使用外，还影响机器使用寿命。如磁盘机、磁带机正在高速旋转，磁头正在读取数据，浮在盘面上，或机器正在扫描中，此时突然停电或换闸，就有划坏磁道、破坏软件工作的可能，也会造成设备多处损坏，给修复带来极大困难。

2. 温湿度等外界环境因素

温度、湿度没有达到CT运行环境要求，将会影响元器件的散热和工作点漂移，使其难以按规定程序执行指令和任务。湿度过低易使零部件结构产生扭曲、断裂等几何形变，产生静电；而湿度过高又易使机械部件生锈，电气设备及元器件绝缘降低，性能变坏，从而使CT设备的性能指标降低、超差，引起机器故障。电磁屏蔽不良会使CT设备易受外界电磁场干扰，造成程序运行故障。

二、常见故障的分析与处理

（一）环形伪影故障

CT图像产生环状伪影是第三代CT设备的常见故障之一，造成和引起环状伪影的因素很多，要排除此类故障，必须找到其产生的原因。在排除故障过程中，有时可能几个因素互相牵制或同时存在，必须按一定的程序逐步查找，直至最后排除故障，使CT图像恢复正常。

CT的成像需经过高压产生、X线管出射线、过滤器筛选、准直器集束、检测器接收及放大积分、A/D转换，然后传输到图像重建计算机中进行各项预处理和补偿校正，然后再卷积反投影形成1幅图像。由于在第三代CT中，一个扇束的投影内相邻测量是由不同的检测器单元进行，故两者性能必须高度一致和稳定。在这一过程中，任何环节的差错均可能使图像形成环状伪影。

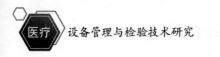

1. 例如

（1）由于温湿度的变化，使得通道放大板、积分板、A/D转换板的性能发生变化，造成个别通道超过噪声的上下限。

（2）数据收集系统（DAS）电源、电压超差或纹波过大，从而引起伪影。

（3）X线管和探测器的相互位置调整不当或机械位置的变动使得检测收到的信息数据无法通过软件校正达到理想状态，图像就会产生一个环状小圈。只有依据机器的程序指令，重新对检测器位置进行调整才能使其对准X线焦点，接收足够大的X线剂量，从而消除伪影。

（4）阵列处理器（AP）电路板、电源不正常等。

因此，对CT设备的环状伪影，必须依据程序提供的各种检测和校正程序，由简而难，步步推进、判断，最终找出故障原因。

2. 常见分析与处理方法

（1）数据收集系统（DAS）：首先，观察环形伪影是单环还是多环。单环时，多由通道放大板或探测器产生，可互换通道板，查出有故障的板号与位置。多环时，需根据下列几种情况进行分析①每道圆环间距有一定间距，多由A/D板引起；②多环集中在图像中心部分，表明X线管输出量不足，需重做模型校准；③整个图像上都有"环"，特别是用10mm层厚扫描时更严重，多系球管位置偏移，需进行调整校准。

（2）检测探测器：①压力检查，即检查探测器内部氙气压力，正常情况下对GE9800CT设备应＞275PSIG，西门子机器＞20个大气压。②检查连接探测器偏平型软电缆，如果DAS等测试均通过，但环形伪影仍然存在，可考虑是探测器某个单元（单环时）或某几个单元（多环时）坏了，或者是连接探测器与滤波放大板的软电缆有故障。其检查方法如下，查出引起环形伪影的通道所在板号位置，将对应板的软电缆与相邻的软电缆互换位置，用DAS诊断程序测"环"所在的通道号。如果号码位置发生了移动，说明相应的探测器单元或软电缆有问题。再用万用表测量软电缆各条引线，从而判断是否为软电缆问题。

（3）检测准直器：当环形伪影的出现与温度有关时，或在X线管热时，或多是"黑""白"环成对出现，可采用120kV、200mA的技术条件扫描20张。若前10张出现环形伪影，说明在X线管冷时出现；若后10张出现，说明在X线管热时出现。此种情况多系准直器内划伤或脏了，必要时可拆下球管，仔细检查准直器。

（4）检测AP系统：AP工作不正常也会引起环形伪影，通常情况下运行AP测试程序均能发现问题。快速准确地判断AP系统有无问题的简单方法是在CT设备工作正常时，对标准水模进行扫描，并保留RAWDATA，取一空白磁带或软盘，将扫描水模的RAWDATA录制下来，同时将水模的标准图像拍摄下来。当怀疑AP系统有故障时，可将录制下来的RAWDATA返送到磁盘中去，进行图像重建。如果能将水模的扫描数据重建成水模的标准图像，则证明AP系统工作正常；反之，则可判定AP系统有问题。

（二）CT球管和高压故障分析

CT的高压目前普遍采用整流逆变形成高频脉冲的方式。一般需要有140kV高稳定的高压脉冲，对电流的调整范围大，绝缘要求高。为了安全保证，又增设了相应的安全电路，因而使得这部分电路功率大，电流线路复杂，同时故障率升高。可控硅的烧坏、高压电容的击穿、保护电路的误动作、高压电缆和油箱绝缘性能的下降都可引起高压部分发生故障。另外，电缆接触不良或（和）油箱拧得不紧也会造成油质因打火而炭化，进而降低绝缘性能；或因油外溢导致油量减少，同样影响绝缘，容易造成高压故障。而X线球管更与使用的材料、工艺、环境、方法等密切相关。由于CT扫描时间与扫描区域的设定大小有关，长时间的连续扫描会使管温升高，

球管和高压故障常见的分析与处理方法如下。

1. 发生器电容不良引起的高压发生器故障

机型：岛津SCT-3000型CT设备。故障现象：在扫描过程中，突然听到高压掉闸声，图像监视器上出现雪花状图像，机器不能进行正常扫描工作。检测及分析处理如下。

（1）运行DASCHK程序，凡球管不发射X线的项目检查均正常，只要涉及球管发射X线的项目，就会监听到"嘭……"的脉冲敲击声。判定DAS工作基本正常。

（2）IXAGING检查，采用小电流方式球管有X线输出，但仍能监听到"嘭……"的声响，从第二项以下检查不工作。故球管能工作，问题在高压系统中。

（3）在高压控制柜上进行近台检测。小电流时出现如同（2）所述，KVCH表"＋""－"极指示均为150kV左右，未见异常，KVOUT表指示"－"极高于"＋"极约20kV，KVBAL灯不亮，其他指示灯显示正常，200mA以上试验不能进行。初步判断千伏平衡系统有问题，且位于KVOUT的极。

（4）关闭整机电源后，待KVCH表指示电压降至安全值以下，打开高压发生器顶盖，旋动2个放电钮，放掉残存电荷，待两极监视充电指示灯完全熄灭后，再开启箱封盖，用电容表和电阻表分别测量"－"极平衡板上每一个元件实际数值。结果发现有一只电容器的电容量下降至50PF以下，该电容器的标称值为1000PF，由16个并联成一组，因此可以判定该电容器损坏，其他元件则无异常。

（5）取下高压平衡板，更换一只新的同型号电容器。开机单机近台测试工作正常，系统联机遥控扫描成像，工作正常，图像良好。

2. 油温监控电路引起的故障

机型：SOMATOM-CRCT设备。故障现象：在正常扫描工作中，曝光突然中断，并报告错误信息如下。

CP0091：NO PPU STATUS RECEIVED

CP2112：TUBE COOLING FAILURE

CP2117：WRONG RESET CONTROL SIGNAL

CPI003：FATAL ERROR-CALI.SERVICE。

按RESET键后，仍提示上述信息，机器不能进入扫描工作。

故障分析和检查如下。

（1）打开机架门检查COOLING SET，发现冷却系统风扇正常，D1G4060油温监控板上V。发光二极管频繁闪烁，表明油路循环正常。

（2）检查左机柜内各板信号指示灯，发现D板V22发光二极管处于红灯点亮状态，说明D1G4060板所测油温信息未能传送过来，首先怀疑继电器K12没有工作。

（3）为进一步确诊，短接X：插头的第5、6脚，将"油温正常信息"直接送给计算机。此时，D16板V22发光二极管红灯熄灭，压下RESET后则机器可正常曝光工作。确诊故障在D1G4060板上。

（4）V9闪烁：说明经R3、C1、V4使V1三极管导通电压已进入X3插头的第

4脚，这样经R2电阻来的一路＋24V电压经过R6、V1管后，在a点形成一低压分压电平，此点的电压低于稳压二极管V5截止电压，使C点处于低电平，故三极管V2处于截止状态。另一路＋24V电压经并联电阻R9、R10进来后，再经R1在V3管基极产生一高电平（此时V2截止），使V3管导通，K12得电工作。若X3插头第4脚无电压进来，V1管基板为低电平而截止，则a点为＋24V高电平，V5稳压管导通，经R7、R8电阻分压后，在C点形成高电平，从而使V2被经R9、R10来的＋24V电平导通，b点随之变成低电平，使V3截止，K12便不能得电工作。

故障处理：实测电压，管基极电压存在，而K12不能得电工作，取下V3管检测，发现基极一发射极击穿，V3管型号为BAW59，选用BVCEO＞50V、I＞500mA的国产三极管3DG12B替换后，机器工作正常。

3. X线管灯丝电路引起的故障

机型：SOMATOM-CR CT设备。故障现象：正常开机进入操作系统后，GANTRY两边控制盘指示灯不亮，一切功能失灵，重做RESET后无效，机器无法进行扫描工作。

故障分析和检查如下。

（1）在操作台上进入REPORT子程序，查出故障信息为：EX0713。该信息的含意是E表示错误，X表示X线系统，0713表示X线管灯丝电路有故障。

（2）打开GANTRY前盖，D2t板为灯丝电源控制板，供给灯丝的电源为＋40V，＋70V为增温电源，在产生X线时，灯丝电压由＋40V预热电压提高到＋70V。该电源由D24板的W214上的AC、AC2端连接至组合机头ROTANX的相应输入端。

（3）在通电情况下，测量D24板AC1、AC2的输出电压为0V，正常应为＋40V，即表明ROTANX内X线管灯丝没有供电。检查D21板的输出＋40V、＋70V均正常，其下一级即进入D24板的灯丝电源输入端，测量D24板＋40V端不正常，V端有电压，晃动一下D21板至D24的连接电缆插头，两种电源又正常，再晃动一下电缆插头，又不正常，说明接头处有接触不良现象。

故障处理：拔出D21板至D24板的电缆插头，仔细检查芯线无折断现象，进一步检查发现插座有一芯线缩进座套内。将插座进行修复后，开机GANTRY控制盘指示灯正常，恢复扫描，工作也正常。

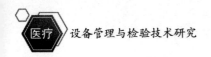

4. 高压系统故障

机型：SOMATOM-CRCT设备。故障现象：在正常扫描过程中，经常出现扫描中止，复位后仍不能扫描，并报告故障信息为：CP4003，CP4048。

故障分析和检查：在复位后重新装载扫描参数，按曝光键仍不能扫描，此时自耦变压器上碳刷停留位置不正确。关机后，用手移动碳刷至初始位置，重新开机复位并做初始化，有时只能做有限的几次扫描，有时根本无法扫描。

（1）查故障信息码（CP4003）提示为自耦变压器上的电刷运动速度太慢，不能按预定时间到达指定位置或根本不动。CP4048提示为触发逻辑错误。

（2）检查自耦变压器上电刷的位置，发现不正确，关机后手移碳轮至起始位置，重新开机初始化，仅能进行几次扫描，又出现上述故障。

（3）由电原理图分析可知，CPU发出的控制信号经功率放大后驱动24V直流步进电机Am401带动自耦变压器电刷来回滑动。当FORW低电平时，光电耦合器i1导通，此时V5截止，电流经V3从A→B流过电机经V6形成通路，电刷向前滑动；当BACKW为低电平时，光电耦合器i1导通，则V6截止，电流经V4从B→A流过电机经V5形成通路，电刷向后滑动。经检测控制逻辑电路工作正常，由此判断故障在直流步进电机本身。

故障处理：检测电机转子线圈发现时通时断，打开电机检查发现碳刷严重磨损变短，弹簧压力已不够，造成接触不良，电压损耗使电机负载时转速变慢或不转，以致自耦变压器电刷停留在错误位置而发生故障。更换新碳刷后，故障排除。

第四章　医疗器械管理概述

第一节　医疗器械法规体系概述

2000年4月1日，我国医疗器械行业第一部行政法规——《医疗器械监督管理条例》（以下简称《条例》）正式开始生效实施，为我国医疗器械行业实现依法监管迈出了关键的一步，也揭开了我国医疗器械行业健康发展的序幕。十多年以来，我国医疗器械行业产业发生了翻天覆地的变化，产值不断攀升、发展速度不断提高，已经成为名副其实的朝阳产业。相对于药品行业的发展而言，医疗器械行业虽然起步较晚，但发展的后劲以及速度均非药品可比。更重要的是，医疗器械行业未来发展的空间是药品所不能比拟的。在医疗器械快速发展的前期与未来，法律法规都是一个至关重要的影响因素。有了相应的行业法规，行业才能迈上依法发展的良性轨道。

法规体系框架，是指法规体系里的法律规范性文件的层次及内容。当前，在《条例》的基础上，以行政法规、部门规章、规范性文件为三大层次，以医疗器械全过程监管中各个环节的管理规定为内容，已经形成了我国医疗器械法规体系框架。值得注意的是，医疗器械法规体系中还缺乏法律效力较高的法律来领衔。因为从狭义的法律角度而言，我国并没有专门的医疗器械管理法。目前，全国人大及其常委会还没有这样的立法计划。但从长远的形势发展来看，随着医疗器械行业的发展，制定一部专门的《医疗器械管理法》应该不是奢望。尽管医疗器械有着良好的后发优势，但是整个行业的法治水平较低，实现这一目标仍然任重道远。

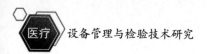

一、医疗器械行政法规

医疗器械行政法规，是指国务院颁布实施的《医疗器械监督管理条例》。该《条例》初步规定了我国医疗器械监管基本的生产经营管理制度，并规定对医疗器械实行分类管理。许多基本的医疗器械管理制度，如生产经营许可、注册许可、临床试验、技术审评等制度都来源于该《条例》。经过多年的实践，《条例》为医疗器械行业的发展立下了汗马功劳。但是随着形势的发展，它的时滞性、落后性愈发明显。2000版《条例》尽管有这样那样的不足，但它为医疗器械行业发展奠定的法治基础却是不能否认的。正是以它为基础，在长达十多年的时间里我国才得以初步形成医疗器械法规体系的框架。2014年6月1日，我国开始实施修订后的新《条例》，使我国医疗器械法规体系水平上了一个新台阶！目前，该《条例》在医疗器械法规新体系中处于核心地位，是整个医疗器械法规体系框架的基础。如前所言，缺乏法律领衔的法律体系，在整体架构上有很大的不足。以行政法规作为医疗器械法规体系的龙头，既是该体系的不足，也是该体系的特色，预计还将存在较长的时间。

二、医疗器械部门规章

医疗器械部门规章，是指国务院相关部委在自己的职权范围内针对医疗器械制定的调整部门管理事项的规范性文件这些部委包括国家卫生计生管理委员会、国家食品药品监督管理总局、国家工商行政管理总局等。从行政职能的划分看，国家食品药品监督管理总局对医疗器械行使的职能最多，它制定的相关部门规章也最多。医疗器械部门规章包括了《医疗器械分类规则》《食品药品行政处罚程序规定》《医疗器械通用名称命名规则》《医疗器械注册管理办法》《体外诊断试剂注册管理办法》《医疗器械说明书和标签管理规定》《医疗器械生产监督管理办法》《医疗器械经营监督管理办法》《医疗器械广告审查办法》《医疗器械广告审查发布标准》《药品医疗器械飞行检查办法》《医疗器械使用质量监督管理办法》《医疗器械召回管理办法（试行）》等。这些部门规章，对医疗器械全过程监管的各个环节做出了相应的规定，是对《条例》规定内容的细化和优化。在目前的医疗器械法规体系中，这些部门规章基本上按照医疗器械全生命周期管理的要求，对医疗器械的研制、分类、临床试验、注册、生产、经营、使用、不良事件监测和再评价及召回等环节进行了针对性的规定，构成了医疗器械法规体系的主体内容。当前，少数不能适应新形势发展需要的部门规章正在征求意见进行修订，还有个别环节的部门规章正在起草制定。可以预见在不久的将来，医疗器械全生命周期的各个环节都将有相应的部门规章，这将大大完善医疗器械法规新体系。

三、医疗器械规范性文件

医疗器械规范性文件，是指除政府规章外，医疗器械监管部门在法定职权范围内依照法定程序制定并公开发布的针对医疗器械特定事项，在其管理范围内具有普遍约束力，在一定时间内相对稳定、能够反复适用的行政措施、决定、命令等行政规范文件的总称。从其表现形式看，医疗器械规范性文件主要体现为公告、通告、通知等。它们数量众多，内容丰富，形式多样，对法规、规章等上位法的适用实施做出了更具操作性的规定，对上位法的实施效果有着直接性的影响。如为了落实医疗器械临床试验新制度，监管部门相继公布了《关于发布第一类医疗器械产品目录的通告》《关于发布免于进行临床试验的第二类医疗器械目录的通告》《关于发布免于进行临床试验的第二类医疗器械目录的通告》《关于发布需进行临床试验审批的第三类医疗器械目录的通告》等4个通告。按照医疗器械临床试验新制度的规定，第一类医疗器械不需进行临床试验，满足特定条件的第二类和第三类医疗器械可以免于临床试验，部分第三类医疗器械高风险临床试验需要国家食品药品监督管理总局审批方可进行。以上4个通告明确了不需进行临床试验以及临床试验需进行审批的医疗器械产品目录，为医疗器械临床试验新制度的落实做出了具体的安排。

医疗器械规范性文件，除了对相关法律制度的落实做出具体安排外，还对国家政策进行了针对性的部署。医疗器械行业的许多政策，往往通过规范性文件的形式予以发布。如为了落实医疗器械创新精神，鼓励企业进行技术革新，国家食品药品监督管理总局发布了"关于印发创新医疗器械特别审批程序（试行）的通知"，对创新医疗器械进行了界定，并规定了审批创新医疗器械的特定程序。该通知以规范性文件的形式发布了鼓励医疗器械创新的政策，对行业提升技术创新水平有着重要影响。政策要依据法律法规的规定来制定，但政策的灵活性却使其不受法规形式的拘束。医疗器械行业是典型的"政策市"，受国家政策的影响比

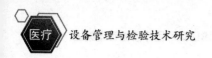

较大。因此，这些医疗器械规范性文件，已经成为医疗器械法规体系中不折不扣的重要内容，值得医疗器械生产经营企业予以重视。

应该说明的是，尽管医疗器械法规体系以法规、规章及规范性文件为主要内容，它并没有排斥相关法律的内容。医疗器械监管活动中，仍然会涉及《行政处罚法》《行政许可法》《行政强制法》等行政法律的内容，甚至还会触及《行政复议法》《行政诉讼法》的内容。这些行政法律在医疗器械监管领域中发挥了巨大的作用，为医疗器械行政法规、规章及规范性文件的出台和实施奠定了基础。譬如，《行政处罚法》是相关监管部门对医疗器械违法行为进行行政处罚的法律依据；《行政许可法》是相关监管部门对医疗器械领域里的行政许可行为进行贯彻落实的法律依据。另外，在医疗器械注册审评中，国家借鉴国际先进监管经验，编写了大量的医疗器械注册技术审查指导原则。这些原则也是医疗器械法规体系中不可缺少的组成部分。医疗器械注册技术审查指导原则有助于审批人员深入理解产品适用范围、技术指标要求、风险分析要求、临床要求、说明书和标签等内容，也有助于统一不同地域的产品审评尺度，引导企业注册申报人员做好注册工作。

综上所述，在医疗器械法规体系框架中，行政法规是核心，部门规章是主体，规范性文件是其重要补充。它们在医疗器械法规体系中各司其职，共同构成了医疗器械法规体系的稳固架构。在适用这些法规体系文件时，十分有必要了解和掌握它们的地位和作用，以便娴熟地适用法规规定。

第二节　医疗器械法规体系的发展

一、医疗器械法规体系的形成

在法学中，法的体系一般称之为"法律体系"，是指由一国现行的全部法律规范按照不同的法律部门分类组合而形成的一个呈体系化的有机联系的统一整体。该概念中的法律体系中的"法律"是广义的法律而不是狭义的法律。如前所述，由于当前我国还没有在狭义"法律"的层面由全国人大对医疗器械的管理进行立法，直接对医疗器械监管做出针对性规定的法律规范性文件仅止于行政法规层面。为了更准确地表达医疗器械法律规范性文件体系，这里使用"法规体系"的表达形式，来描述以新《条例》这一行政法规领衔的"法律体系"。

医疗产品法规起源于消费者保护法，目的是保护消费者的利益并防止假冒伪劣产品进入市场。对于可能给消费者带来风险的产品，立法者通常对生产者和经营者制定一些基本要求，如基本的产品安全和产品责任。医疗产品，包括药品和医疗器械，则被公认为需要特殊安全要求的消费品，因为其具备以下的一些特性：医疗产品基本上是被用在处于非健康状态的人群，即病人；医疗产品在使用时，穿破人体的屏障系统，如皮肤；部分医疗产品在使用过程中，与人体重要器官或体液长期接触。更为重要的是，一些医疗产品（如生命支持产品：人工心脏、心脏起搏器等）的使用直接关系到患者的生命安全，对这些产品就必须有更严格的要求，不仅要保证安全性，也必须保证其有效性。医疗产品的这些特性决定了其特别的立法要求，在获准上市之前必须通过特殊的技术审查。由此可见，为满足公共卫生和安全的需求，医疗器械必须安全有效、质量可控，政府需要制定一个科学的监管体系。

医疗器械法规的发展历史比较短。在20世纪50年代之前，由于人们对医疗器械风险的认识不足，对医疗器械管理也没有特别的要求。随着科学认识水平的提高，科学家们发现X线机等产品，会对人体带来可预知的风险。随后，一些国家逐步开始对医疗器械制定相应的规范要求和法规。1976年，美国食品药品化妆品法案（FDCA）的修订，诞生了第一部真正全面的医疗器械法规，对医疗器械的生产、设计管理起到了深远影响。FDCA借鉴药品管理经验，根据已经上市案例的管理要求制定了一系列具体的产品审查指导原则。1993年，欧洲医疗器械指令（MDD）颁布，进一步延伸和细化了医疗器械的安全有效要求，成为另外一部有重大影响的医疗器械法规。MDD提出"统一标准"概念，并在附录中明确了一系列重要安全指标，把技术指标作为上市前审查的具体依据，医疗器械生产者必须执行相关的标准以确保上市产品达到医疗器械指令中所要求的安全要求。MDD单独立法，体现了与药品法规完全不同的"工程管理模式"。

随着世界经济全球化以及区域经济一体化趋势的日益加强，国际上对医疗器械法规一体化的呼声也愈发强烈。1992年在欧盟、美国、加拿大、澳大利亚和日

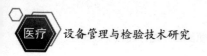

本的努力下，全球医疗器械法规协调组织（GHTF）成立，并通过发布一系列的协调文件，指导各国的医疗器械立法，以促进法规的一体化、确保医疗器械的安全有效、扶持医疗技术创新和推动国际贸易。迄今为止，医疗器械法规全球一体化的工作已经取得初步成效，欧盟内颁布实行了统一的医疗器械指令；南美国家成立了一个地区法规体系，作为南美共同市场贸易的一个组成部分；亚太地区国家成立了亚太协调小组来协调各成员国的法规要求。采用国际统一的法规要求并且主张国际市场规则、协议互认成为医疗器械法规的发展方向。

按照世界卫生组织的建议，医疗器械的管理应当是一个动态的过程，包括产品上市前、经营和上市后3个阶段。对于医疗器械产品安全和性能的控制通过上市前审查实现，并通过上市后的监督，确保在用医疗器械产品安全有效性能的延续。此外，确保正确使用产品也是法规的一项重要内容，需要通过对医疗器械标签、说明书和广告等管理来实现。

二、医疗器械法规体系发展沿革

医疗器械与药品一样，承担着为人类治疗疾病、挽救生命的重要使命。但人类对医疗器械监督管理重要性的认识，却晚于针对药品的监督管理重要性的认识。因而，人类对医疗器械实施现代意义上的监督管理的历史晚于针对药品实施的相同意义上的管理。在这一点上，各发达国家如此，中国也不例外。

（一）1996年，原国家医药管理局发布了《医疗器械产品注册管理办法》

实际上，研究探讨发达国家的医疗器械监督管理制度和法规，尝试在中国实施与国际接轨的现代医疗器械监督管理制度，开始于20世纪90年代。在此之前，在中国的计划经济体制下，医疗器械尚未有统一的定义，而是根据类别的不同，按照不同大类的工业产品由相关的工业部门分别管理。90年代初，随着改革开放的不断深入，国家医药管理部门陆续派出考察组，到美国、欧洲调研、学习，开始在中国实施医疗器械市场准入性质的新产品鉴定、登记制度。1996年，原国家医药管理局发布了《医疗器械产品注册管理办法》（16号令），第一次以部门规章的形式启动了中国的医疗器械市场准入注册制度，采用了与发达国家基本一致的医疗器械统一定义和按照风险等级划分的管理类别。

（二）2000年，《条例》实施及系列配套规章出台

2000年，随着中国从计划经济向市场经济转变、政府机构的改革和中国社会向法制化管理的不断迈进，中国医疗器械监管史上的一个里程碑《医疗器械监督管理条例》诞生了。为贯彻实施《条例》，国家药品监督管理局随之发布了一系列配套规章，与《条例》一起构成了一套基本完整的医疗器械监督管理法规体系。《条例》的诞生使中国的医疗器械监管依据从部门规章上升到了国务院法规的层次，标志着中国走上了依法规范化监管医疗器械的新阶段。比之在1985年即发布了第一部《中华人民共和国药品管理法》的情况，中国在2000年才由国务院发布了《医疗器械监督管理条例》，而《条例》至今仍是中国医疗器械监督管理的最高级别法规，尚未上升到"法"。

原版《条例》实施后，为了更有效地开展医疗器械监督管理工作，原国家食品药品监督管理局根据国务院《医疗器械监督管理条例》，先后颁布实施了10多项规章，并针对不同时期不同的需要，发布了许多规范性文件。2001—2002年，为了规范医疗器械生产质量管理体系，发布了《一次性使用无菌医疗器械产品（注、输器具）生产实施细则》（2001年修订）、《一次性使用麻醉穿刺包生产实施细则》（2002年12月）、《外科植入物生产实施细则》（2001年12月）。

2000年4月5日，原国家药品监督管理局曾发布了我国第一个《医疗器械注册管理办法》。2004年8月9日，在吸纳医疗器械注册管理经验、《行政许可法》要求以及医疗器械全球协调工作组织（GHTF）成果的基础上，国家对2000年实施的《医疗器械注册管理办法》进行了修改。2004年，原国家食品药品监督管理局分别颁布《医疗器械生产监督管理办法》和《医疗器械经营许可证管理办法》2个部门规章，用以取代原国家药品监督管理局颁布的《医疗器械生产企业监督管理办法》和《医疗器械经营企业监督管理办法》。

2007年，为了使体外诊断试剂管理与国际管理模式保持一致，原国家食品药品监督管理局组织编制了《体外诊断试剂注册管理办法》《体外诊断试剂生产实施细则》《体外诊断试剂临床指导原则》等一系列规范性文件，从而使除少数用于血源筛选的试剂以外的体外诊断试剂全部纳入医疗器械管理。这一制度设计说明了规范性文件系统性建设的重要性。2007年7月，根据当时食品药品和医疗器械监督管理中发现的新的情况，国务院以第503号令公布了《国务院关于加强食

品等产品安全监督管理的特别规定》，对食品等与人体健康和生命安全有关产品监管中的一些法律问题，作了进一步的规定，特别加大了对违法违规行为的处罚力度。

2008年12月，卫生部与食品药品监督管理局颁布了《医疗器械不良事件监测和再评价管理办法（试行）》。2009年，修订发布了新的《医疗器械广告审查发布标准》和《医疗器械广告审查办法》。2010年1月，卫生部出台了新的《医疗器械临床使用安全管理规范（试行）》。

2008年起，为了配合《医疗器械监督管理条例》的修订工作，国家食品药品监督管理局动员全国医疗器械监管力量，组织了33个研究组，开展了与《条例》修订草案送审稿相关的配套规章和规范性文件的制修订工作。到2010年底已经全部完成初稿。在这些配套规章和规范性文件中，有一些涉及医疗器械监督管理的基础工作，如《医疗器械通用名称命名规则》《医疗器械分类规则》《医疗器械编码规则》《医疗器械分类目录》。长期以来，我国没有规范的医疗器械命名规则，医疗器械名称杂乱无章，有同品不同名的，有同名不同品的，有一品多名的，有将广告、诱导、欺骗等伎俩用到医疗器械名称上的，由此造成高类低批、将非医疗器械审批为医疗器械等一系列弊端，给医疗器械的安全性带来许多问题。

2009年，为了加强医疗器械生产质量管理，与国际上通行的生产质量管理规范接轨，发布了《医疗器械生产质量管理规范（试行）》《无菌医疗器械生产质量管理规范生产实施细则及检查评定标准》《植入性医疗器械生产质量管理规范生产实施细则及检查评定标准》，从而替代了2001—2002年的3项生产实施细则，基本建立了与国际通行的ISO13485等效的质量管理规范体系。近年来，我国医疗器械监督管理与国际同步，逐步由注重上市前审批转向既重视上市前审批更重视上市后监管。2008年12月，原国家食品药品监督管理局、卫生部发布《医疗器械不良事件监测和再评价管理办法（试行）》；2011年5月，卫生部发布《医疗器械召回管理办法（试行）》。

（三）2008年，启动对《条例》的修订工作

为适应我国国民经济和医疗器械产业的发展，自2006年起，原国家食品药品监督管理局开始启动修订《医疗器械监督管理条例》的组织起草工作。到2008

年3月公开征求意见以后，该局将修订草案送审稿正式报送国务院法制办审议。2010年9月，国务院法制办在其网站发布了修订草案的征求意见稿，正式向全国公开征求修改意见。由于国务院法制办的征求意见稿与国家食品药品监督管理局的送审稿之间内容变化比较大，引起社会各界广泛重视。在修订过程中，先后两次向社会公开征求意见。同时，启动了原《条例》下相关配套规章以及规范性文件的修、改、废等工作。

（四）2014年，新《条例》及部分规章实施生效

2014年6月1日，新修订的《条例》正式实施，被认为是行业"母法"，此前的旧条例已经运行了14年。新修订的《条例》共8章80条，体现了风险管理、全程治理、社会共治、责任治理、效能治理的基本原则，完善了分类管理、产品和生产经营企业注册备案、使用环节监管、上市后管理等制度，健全了有奖举报、信息公开、部门协同等机制。

为配合新版《条例》的实施，在深入调研、多次论证、广泛征求各方意见的基础上，国家食品药品监督管理总局制修订了《医疗器械注册管理办法》《体外诊断试剂注册管理办法》《医疗器械说明书和标签管理规定》《医疗器械生产监督管理办法》《医疗器械经营监督管理办法》等五部规章。五部规章已于6月27日经国家食品药品监督管理总局局务会议审议通过，7月30日分别以总局令4、5、6、7、8号公布，并于2014年10月1日施行。

在一口气颁布五部重要的配套规章后，国家食品药品监督管理总局并没有停止构建医疗器械法规体系的步伐，2015年6月29日，国家食品药品监督管理总局以第14号令发布了《药品医疗器械飞行检查办法》，这是对此前行之有效的飞行检查经验的总结和提炼。飞行检查是食品药品监管部门针对行政相对人开展的不预先告知的监督检查，具有突击性、独立性、高效性等特点。2006年，原国家食品药品监管局发布了《药品GMP飞行检查暂行规定》（国食药监安〔2006〕165号），2012年发布《医疗器械生产企业飞行检查工作程序（试行）》（国食药监械〔2012〕153号），在调查问题、管控风险、震慑违法行为等方面发挥了重要作用。随着监管形势的变化，上述规定在实施过程中暴露出一些缺陷，需要修订完善。《飞行检查办法》共5章35条，包括总则、启动、检查、处理及附则。它将药品和医疗器械研制、生产、经营和使用全过程纳入飞行检查的范围，突出飞

行检查的依法、独立、客观、公正。它以问题为导向，以风险管控为核心，按照"启得快、办得实、查得严、处得准"的要求，详细规定了启动、检查、处理等相关工作程序，严格各方责任和义务，提升飞行检查的科学性、有效性和权威性。2015年9月1日生效以来，飞行检查得到有序开展，对违法违规行为形成了强大的威慑力，取得了良好的实施效果!

2015年7月14日，国家食品药品监督管理总局颁布了经修订的《医疗器械分类规则》（CFDA第15号令）。2000年4月，原国家药品监督管理局曾发布第15号令《医疗器械分类规则》，实施十余年来，在指导《医疗器械分类目录》的制定和确定新的产品注册类别方面发挥了积极作用。但是，业界也反映该《分类规则》还应进一步满足医疗器械分类工作实践的需要。为配合新版《条例》的实施，结合医疗器械分类工作积累的经验，需要对原《分类规则》部分条款和分类判定表予以细化完善。2013年，食品药品监管总局着手起草《医疗器械分类规则》修订草案初稿，并向社会公开征求意见c修订后的《分类规则》包括正文10条和1个附件，主要涉及语言表述的调整和技术内容的细化，自2016年1月1日起生效。

2015年10月21日，我国出台第一部针对使用环节医疗器械质量管理及其监督管理制定的规章：《医疗器械使用质量监督管理办法》（以下简称《办法》）。该《办法》的出台，意味着我国以全程管理为核心理念的医疗器械法规体系初步形成。在《条例》修订之前，对医疗器械使用环节的监管，主要涉及医疗器械的采购和一次性使用医疗器械的处置，内容较为简单。实践中，部分医院等使用单位采购医疗器械行为不规范，渠道不合法，索证索票等工作不严谨的问题仍然存在；部分医院等使用单位忽视对医疗器械的维护，在用医疗设备常"带病"工作，严重影响医疗质量和患者安全。2014年新版《条例》较大幅度地扩增了医疗器械使用环节监管的条款，《办法》作为《条例》的配套规章，根据其规定的食品药品监管部门和卫生计生主管部门的职责分工，对使用环节的医疗器械质量监管制度进行了细化。这不仅是深化医疗器械监管体制机制改革的一个重要成果，更是对医疗器械实施"全过程"监管理念的具体体现。《办法》共6章35条，已于2016年2月1日起施行。

时隔2个月，国家食品药品监督管理总局于2015年12月21日再次出台一个重要的部门规章——《医疗器械通用名称命名规则》。规范医疗器械通用名称的命名对于准确识别、正确使用医疗器械至关重要，是医疗器械监管的重要基础性工作。《条例》修订前，有关医疗器械命名是按照2004年实施的《医疗器械注册管理办法》和《医疗器械说明书、标签和包装标识管理规定》的原则性规定执行。2014年新版《条例》发布后，在第二十六条规定了"医疗器械应当使用通用名称。通用名称应当符合国务院食品药品监督管理部门制定的医疗器械命名规则"。因此，管理部门参照药品通用名称命名的格式和内容，借鉴全球医疗器械术语系统（GMDN）的构建思路，参考美国、欧盟、日本等国家和地区对医疗器械命名的要求和做法，在选取外科植入物、放射治疗设备等13个领域的产品开展通用名称结构和术语的研究基础上，形成了相应的术语集及通用名称，并在一定程度上验证了命名规则的合理性和可操作性，形成了我国医疗器械命名管理的总体思路，即"规则统领、术语支持、数据库落地"。按照这一思路，需要建立一个"规则—术语—通用名称数据库"架构的医疗器械命名系统。出台通用名称命名规则，可以对目前产品名称中存在的词语结构、禁用词等问题进行规范，解决因命名不准确、不科学而导致的医疗器械名称混乱、误导识别等问题；在此基础上，分领域建立命名术语和通用名称数据库，对通用名称的层次、顺序、术语等进行系统规范，这样可以逐步实现医疗器械命名的规范化管理。

三、医疗器械法规体系实施影响与展望

2014年6月1日新《条例》的修订实施，是医疗器械法规体系建设取得关键进展的标志性成果。为了落实《条例》的许多新规定，国家陆续出台实施了《医疗器械注册管理办法》《体外诊断试剂管理办法》《医疗器械说明书和标签管理规定》《医疗器械生产监督管理办法》《医疗器械经营监督管理办法》《医疗器械分类规则》《医疗器械通用名称命名规则》《医疗器械使用质量监督管理办法》《药品医疗器械飞行检查办法》等多部规章，并发布了一系列公告、通告和通知规范性文件。这些规范性文件中，以《医疗器械生产质量管理规范》和《医疗器械经营质量管理规范》两项规范最引人瞩目。这种大规模的体系调整和法规建设在医疗器械立法史上是罕见的，体现了国家对原法规体系进行深度重塑的力度，也表明了国家提升医疗器械产业、净化行业发展环境的决心。

《条例》设置的许多新的医疗器械监管制度，对于医疗器械产业发展、结构调整产生了重大影响。多层次、全过程、大规模的法规调整，其实质就是要打

造医疗器械全过程监管法规体系。从有法可依的角度看，已经把医疗器械全生命周期所有环节纳入管理范畴，填补了法律空白，有效挤压了违法行为空间，推动了行业的规范发展。新《条例》实施后，许多企业积极研发新产品，把产品创新作为抢占市场竞争高地的不二法门，国产创新医疗器械表现活跃。企业自主形成专利联盟或创新联盟来应对新形势。另外，《条例》实施推动了中国医疗器械产业快速步入"大企业"时代，重组、并购成为行业结构调整、产业升级的重要手段。另外，新《条例》规定的严格法律责任，在处罚情形大大细化、处罚种类大大增多、处罚幅度以及力度大幅加强的前提下，已经对潜在的违法行为形成了强大的震慑力。面对史上最严格的医疗器械监管制度，企业依法生产经营是最起码要求，如果以身试法将付出惨重违法代价。

但是，当前《条例》及其配套规章的实施也遇到了多种问题。我国医疗器械产业组织结构低下，产业发展方式粗放，科学技术和互联网环境下产生的器械生产销售模式的不确定性等因素都增加了《条例》有效实施的难度。另外，我国医疗器械教育发展不足，行业商业诚信度不高，执法队伍整体素质不强也影响了法规实施的效果。未来应该着力于解决长效监管机制缺位、有法不依、违法不纠、执法不严等问题，及时披露信息、提升法规实施的时效性、透明度和专业化，以便满足《条例》及其配套规章的实施需求。

德国历史法学派的代表人物萨维尼曾经说过，法律自制定公布之日起即与时代渐行渐远！毋庸讳言，法规文件自颁布实施后，就慢慢地离不断发展变化的社会情势越来越远了。但这种变化发展的社会情势也在同时源源不断地给予新法规的制定以丰富的营养。医疗器械法规体系尽管已经初步建立，但离完善还有一段不小的差距。在不久的将来，可以预见还会陆续推出一些比较重要的规范性文件，如《医疗器械分类目录》《医疗器械临床试验质量管理规范》《医疗器械使用质量管理规范》等。这些规范现在仍处于修订或酝酿过程中，出台实施后必将进一步推动医疗器械法规体系的完善，并将转化为行业发展的不竭动力。

新《条例》实施后，法规政策出台的速度较快，对行业的冲击不小。法规的生命力和价值在于不折不扣的实施，唯有严格实施才能使良好的立法设计落地开花，但其前提是准确把握立法原意和法规内容。新《条例》领衔的系列法规文件，在管理理念、制度内容、实施要求等方面均有很大的变化，对行业有诸多利好。但是，由于缺乏系统、专业、全面的培训，政府监管部门和行业从业人员对新规定并没有做到完全理解和贯彻。尤其是对一些影响行业生态的新内容，法规实施的"实然"与"应然"状态之间仍有较大的差距。可见，行业产业对新《条例》及其相关内容的消化吸收还有一个较长的过程。

第五章　医疗器械管理法规文件

第一节　行政法规

医疗器械监督管理条例

（2014年2月12日国务院第39次常务会议修订通过，2014年3月7日发布
自2014年6月1日起施行）

第一章　总　则

第一条　为了保证医疗器械的安全、有效，保障人体健康和生命安全，制定本条例。

第二条　在中华人民共和国境内从事医疗器械的研制、生产、经营、使用活动及其监督管理，应当遵守本条例。

第三条　国务院食品药品监督管理部门负责全国医疗器械监督管理工作。国务院有关部门在各自的职责范围内负责与医疗器械有关的监督管理工作。

县级以上地方人民政府食品药品监督管理部门负责本行政区域的医疗器械监督管理工作。县级以上地方人民政府有关部门在各自的职责范围内负责与医疗器械有关的监督管理工作。

国务院食品药品监督管理部门应当配合国务院有关部门，贯彻实施国家医疗器械产业规划和政策。

第四条　国家对医疗器械按照风险程度实行分类管理。

第一类是风险程度低，实行常规管理可以保证其安全、有效的医疗器械。

第二类是具有中度风险，需要严格控制管理以保证其安全、有效的医疗器械。

第三类是具有较高风险，需要采取特别措施严格控制管理以保证其安全、有效的医疗器械。

评价医疗器械风险程度，应当考虑医疗器械的预期目的、结构特征、使用方法等因素。

国务院食品药品监督管理部门负责制定医疗器械的分类规则和分类目录，并根据医疗器械生产、经营、使用情况，及时对医疗器械的风险变化进行分析、评价，对分类目录进行调整。制定、调整分类目录，应当充分听取医疗器械生产经营企业以及使用单位、行业组织的意见，并参考国际医疗器械分类实践。医疗器械分类目录应当向社会公布。

第五条　医疗器械的研制应当遵循安全、有效和节约的原则。国家鼓励医疗器械的研究与创新，发挥市场机制的作用，促进医疗器械新技术的推广和应用，推动医疗器械产业的发展。

第六条　医疗器械产品应当符合医疗器械强制性国家标准；尚无强制性国家标准的，应当符合医疗器械强制性行业标准。

一次性使用的医疗器械目录由国务院食品药品监督管理部门会同国务院卫生计生主管部门制定、调整并公布。重复使用可以保证安全、有效的医疗器械，不列入一次性使用的医疗器械目录。对因设计、生产工艺、消毒灭菌技术等改进后重复使用可以保证安全、有效的医疗器械，应当调整出一次性使用的医疗器械目录。

第七条　医疗器械行业组织应当加强行业自律，推进诚信体系建设，督促企业依法开展生产经营活动，引导企业诚实守信。

第二章　医疗器械产品注册与备案

第八条　第一类医疗器械实行产品备案管理，第二类、第三类医疗器械实行产品注册管理。

第九条　第一类医疗器械产品备案和申请第二类、第三类医疗器械产品注册，应当提交下列资料。

（一）产品风险分析资料。

（二）产品技术要求。

（三）产品检验报告。

（四）临床评价资料。

（五）产品说明书及标签样稿。

（六）与产品研制、生产有关的质量管理体系文件。

（七）证明产品安全、有效所需的其他资料。

医疗器械注册申请人、备案人应当对所提交资料的真实性负责。

第十条 第一类医疗器械产品备案，由备案人向所在地设区的市级人民政府食品药品监督管理部门提交备案资料。其中，产品检验报告可以是备案人的自检报告；临床评价资料不包括临床试验报告，可以是通过文献、同类产品临床使用获得的数据证明该医疗器械安全、有效的资料。

向我国境内出口第一类医疗器械的境外生产企业，由其在我国境内设立的代表机构或者指定我国境内的企业法人作为代理人，向国务院食品药品监督管理部门提交备案资料和备案人所在国（地区）主管部门准许该医疗器械上市销售的证明文件。

备案资料载明的事项发生变化的，应当向原备案部门变更备案。

第十一条 申请第二类医疗器械产品注册，注册申请人应当向所在地省、自治区、直辖市人民政府食品药品监督管理部门提交注册申请资料。申请第三类医疗器械产品注册，注册申请人应当向国务院食品药品监督管理部门提交注册申请资料。

向我国境内出口第二类、第三类医疗器械的境外生产企业，应当由其在我国境内设立的代表机构或者指定我国境内的企业法人作为代理人，向国务院食品药品监督管理部门提交注册申请资料和注册申请人所在国（地区）主管部门准许该医疗器械上市销售的证明文件。

第二类、第三类医疗器械产品注册申请资料中的产品检验报告应当是医疗器械检验机构出具的检验报告；临床评价资料应当包括临床试验报告，但依照本条例第十七条的规定免于进行临床试验的医疗器械除外。

第十二条 受理注册申请的食品药品监督管理部门应当自受理之日起3个工作日内将注册申请资料转交技术审评机构。技术审评机构应当在完成技术审评后向食品药品监督管理部门提交审评意见。

第十三条　受理注册申请的食品药品监督管理部门应当自收到审评意见之日起20个工作日内做出决定。对符合安全、有效要求的，准予注册并发给医疗器械注册证；对不符合要求的，不予注册并书面说明理由。

国务院食品药品监督管理部门在组织对进口医疗器械的技术审评时认为有必要对质量管理体系进行核查的，应当组织质量管理体系检查技术机构开展质量管理体系核查。

第十四条　已注册的第二类、第三类医疗器械产品，其设计、原材料、生产工艺、适用范围、使用方法等发生实质性变化，有可能影响该医疗器械安全、有效的，注册人应当向原注册部门申请办理变更注册手续；发生非实质性变化，不影响该医疗器械安全、有效的，应当将变化情况向原注册部门备案。

第十五条　医疗器械注册证有效期为5年。有效期届满需要延续注册的，应当在有效期届满6个月前向原注册部门提出延续注册的申请。

除有本条第三款规定情形外，接到延续注册申请的食品药品监督管理部门应当在医疗器械注册证有效期届满前做出准予延续的决定。逾期未作决定的，视为准予延续。

有下列情形之一的，不予延续注册。

（一）注册人未在规定期限内提出延续注册申请的。

（二）医疗器械强制性标准已经修订，申请延续注册的医疗器械不能达到新要求的。

（三）对用于治疗罕见疾病以及应对突发公共卫生事件急需的医疗器械，未在规定期限内完成医疗器械注册证载明事项的。

第十六条　对新研制的尚未列入分类目录的医疗器械，申请人可以依照本条例有关第三类医疗器械产品注册的规定直接申请产品注册，也可以依据分类规则判断产品类别并向国务院食品药品监督管理部门申请类别确认后依照本条例的规定申请注册或者进行产品备案。

直接申请第三类医疗器械产品注册的，国务院食品药品监督管理部门应当按照风险程度确定类别，对准予注册的医疗器械及时纳入分类目录。申请类别确认的，国务院食品药品监督管理部门应当自受理申请之日起20个工作日内对该医疗器械的类别进行判定并告知申请人。

第十七条 第一类医疗器械产品备案，不需要进行临床试验。申请第二类、第三类医疗器械产品注册，应当进行临床试验；但是，有下列情形之一的，可以免于进行临床试验。

（一）工作机理明确、设计定型，生产工艺成熟，已上市的同品种医疗器械临床应用多年且无严重不良事件记录，不改变常规用途的。

（二）通过非临床评价能够证明该医疗器械安全、有效的。

（三）通过对同品种医疗器械临床试验或者临床使用获得的数据进行分析评价，能够证明该医疗器械安全、有效的。

免于进行临床试验的医疗器械目录由国务院食品药品监督管理部门制定、调整并公布。

第十八条 开展医疗器械临床试验，应当按照医疗器械临床试验质量管理规范的要求，在有资质的临床试验机构进行，并向临床试验提出者所在地省、自治区、直辖市人民政府食品药品监督管理部门备案。接受临床试验备案的食品药品监督管理部门应当将备案情况通报临床试验机构所在地的同级食品药品监督管理部门和卫生计生主管部门。

医疗器械临床试验机构资质认定条件和临床试验质量管理规范，由国务院食品药品监督管理部门会同国务院卫生计生主管部门制定并公布；医疗器械临床试验机构由国务院食品药品监督管理部门会同国务院卫生计生主管部门认定并公布。

第十九条 第三类医疗器械进行临床试验对人体具有较高风险的，应当经国务院食品药品监督管理部门批准。临床试验对人体具有较高风险的第三类医疗器械目录由国务院食品药品监督管理部门制定、调整并公布。

国务院食品药品监督管理部门审批临床试验，应当对拟承担医疗器械临床试验的机构的设备、专业人员等条件，该医疗器械的风险程度，临床试验实施方案，临床受益与风险对比分析报告等进行综合分析。准予开展临床试验的，应当通报临床试验提出者以及临床试验机构所在地省、自治区、直辖市人民政府食品药品监督管理部门和卫生计生主管部门。

第三章　医疗器械生产

第二十条　从事医疗器械生产活动，应当具备下列条件。

（一）有与生产的医疗器械相适应的生产场地、环境条件、生产设备以及专业技术人员。

（二）有对生产的医疗器械进行质量检验的机构或者专职检验人员以及检验设备。

（三）有保证医疗器械质量的管理制度。

（四）有与生产的医疗器械相适应的售后服务能力。

（五）产品研制、生产工艺文件规定的要求。

第二十一条　从事第一类医疗器械生产的，由生产企业向所在地设区的市级人民政府食品药品监督管理部门备案并提交其符合本条例第二十条规定条件的证明资料。

第二十二条　从事第二类、第三类医疗器械生产的，生产企业应当向所在地省、自治区、直辖市人民政府食品药品监督管理部门申请生产许可并提交其符合本条例第二十条规定条件的证明资料以及所生产医疗器械的注册证。

受理生产许可申请的食品药品监督管理部门应当自受理之日起30个工作日内对申请资料进行审核，按照国务院食品药品监督管理部门制定的医疗器械生产质量管理规范的要求进行核查。对符合规定条件的，准予许可并发给医疗器械生产许可证；对不符合规定条件的，不予许可并书面说明理由。

医疗器械生产许可证有效期为5年。有效期届满需要延续的，依照有关行政许可的法律规定办理延续手续。

第二十三条　医疗器械生产质量管理规范应当对医疗器械的设计开发、生产设备条件、原材料采购、生产过程控制、企业的机构设置和人员配备等影响医疗器械安全、有效的事项做出明确规定。

第二十四条　医疗器械生产企业应当按照医疗器械生产质量管理规范的要求，建立健全与所生产医疗器械相适应的质量管理体系并保证其有效运行；严格按照经注册或者备案的产品技术要求组织生产，保证出厂的医疗器械符合强制性标准以及经注册或者备案的产品技术要求。

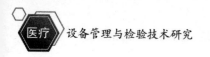

医疗器械生产企业应当定期对质量管理体系的运行情况进行自查，并向所在地省、自治区、直辖市人民政府食品药品监督管理部门提交自查报告。

第二十五条　医疗器械生产企业的生产条件发生变化，不再符合医疗器械质量管理体系要求的，医疗器械生产企业应当立即采取整改措施；可能影响医疗器械安全、有效的，应当立即停止生产活动，并向所在地县级人民政府食品药品监督管理部门报告。

第二十六条　医疗器械应当使用通用名称。通用名称应当符合国务院食品药品监督管理部门制定的医疗器械命名规则。

第二十七条　医疗器械应当有说明书、标签。说明书、标签的内容应当与经注册或者备案的相关内容一致。

医疗器械的说明书、标签应当标明下列事项。

（一）通用名称、型号、规格。

（二）生产企业的名称和住所、生产地址及联系方式。

（三）产品技术要求的编号。

（四）生产日期和使用期限或者失效日期。

（五）产品性能、主要结构、适用范围。

（六）禁忌症、注意事项以及其他需要警示或者提示的内容。

（七）安装和使用说明或者图示。

（八）维护和保养方法，特殊储存条件、方法。

（九）产品技术要求规定应当标明的其他内容。

第二类、第三类医疗器械还应当标明医疗器械注册证编号和医疗器械注册人的名称、地址及联系方式。

由消费者个人自行使用的医疗器械还应当具有安全使用的特别说明。

第二十八条　委托生产医疗器械，由委托方对所委托生产的医疗器械质量负责。受托方应当是符合本条例规定、具备相应生产条件的医疗器械生产企业。委托方应当加强对受托方生产行为的管理，保证其按照法定要求进行生产。

具有高风险的植入性医疗器械不得委托生产，具体目录由国务院食品药品监督管理部门制定、调整并公布。

第四章　医疗器械经营与使用

第二十九条　从事医疗器械经营活动，应当有与经营规模和经营范围相适应的经营场所和贮存条件，以及与经营的医疗器械相适应的质量管理制度和质量管理机构或者人员。

第三十条　从事第二类医疗器械经营的，由经营企业向所在地设区的市级人民政府食品药品监督管理部门备案并提交其符合本条例第二十九条规定条件的证明资料。

第三十一条　从事第三类医疗器械经营的，经营企业应当向所在地设区的市级人民政府食品药品监督管理部门申请经营许可并提交其符合本条例第二十九条规定条件的证明资料。

受理经营许可申请的食品药品监督管理部门应当自受理之日起30个工作日内进行审查，必要时组织核查。对符合规定条件的，准予许可并发给医疗器械经营许可证；对不符合规定条件的，不予许可并书面说明理由。

医疗器械经营许可证有效期为5年。有效期届满需要延续的，依照有关行政许可的法律规定办理延续手续。

第三十二条　医疗器械经营企业、使用单位购进医疗器械，应当查验供货者的资质和医疗器械的合格证明文件，建立进货查验记录制度。从事第二类、第三类医疗器械批发业务以及第三类医疗器械零售业务的经营企业，还应当建立销售记录制度。

记录事项包括：

（一）医疗器械的名称、型号、规格、数量。

（二）医疗器械的生产批号、有效期、销售日期。

（三）生产企业的名称。

（四）供货者或者购货者的名称、地址及联系方式。

（五）相关许可证明文件编号等。

进货查验记录和销售记录应当真实，并按照国务院食品药品监督管理部门规定的期限予以保存。国家鼓励采用先进技术手段进行记录。

第三十三条　运输、贮存医疗器械，应当符合医疗器械说明书和标签标示的

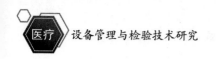

要求；对温度、湿度等环境条件有特殊要求的，应当采取相应措施，保证医疗器械的安全、有效。

第三十四条　医疗器械使用单位应当有与在用医疗器械品种、数量相适应的贮存场所和条件。

医疗器械使用单位应当加强对工作人员的技术培训，按照产品说明书、技术操作规范等要求使用医疗器械。

第三十五条　医疗器械使用单位对重复使用的医疗器械，应当按照国务院卫生计生主管部门制定的消毒和管理的规定进行处理。

一次性使用的医疗器械不得重复使用，对使用过的应当按照国家有关规定销毁并记录。

第三十六条　医疗器械使用单位对需要定期检查、检验、校准、保养、维护的医疗器械，应当按照产品说明书的要求进行检查、检验、校准、保养、维护并予以记录，及时进行分析、评估，确保医疗器械处于良好状态，保障使用质量；对使用期限长的大型医疗器械，应当逐台建立使用档案，记录其使用、维护、转让、实际使用时间等事项。记录保存期限不得少于医疗器械规定使用期限终止后5年。

第三十七条　医疗器械使用单位应当妥善保存购入第三类医疗器械的原始资料，并确保信息具有可追溯性。

使用大型医疗器械以及植入和介入类医疗器械的，应当将医疗器械的名称、关键性技术参数等信息以及与使用质量安全密切相关的必要信息记载到病历等相关记录中。

第三十八条　发现使用的医疗器械存在安全隐患的，医疗器械使用单位应当立即停止使用，并通知生产企业或者其他负责产品质量的机构进行检修；经检修仍不能达到使用安全标准的医疗器械，不得继续使用。

第三十九条　食品药品监督管理部门和卫生计生主管部门依据各自职责，分别对使用环节的医疗器械质量和医疗器械使用行为进行监督管理。

第四十条　医疗器械经营企业、使用单位不得经营、使用未依法注册、无合格证明文件以及过期、失效、淘汰的医疗器械。

第四十一条　医疗器械使用单位之间转让在用医疗器械，转让方应当确保所转让的医疗器械安全、有效，不得转让过期、失效、淘汰以及检验不合格的医疗器械。

第四十二条　进口的医疗器械应当是依照本条例第二章的规定已注册或者已备案的医疗器械。

进口的医疗器械应当有中文说明书、中文标签。说明书、标签应当符合本条例规定以及相关强制性标准的要求，并在说明书中载明医疗器械的原产地以及代理人的名称、地址、联系方式。没有中文说明书、中文标签或者说明书、标签不符合本条规定的，不得进

第四十三条　出入境检验检疫机构依法对进口的医疗器械实施检验；检验不合格的，不得进口。

国务院食品药品监督管理部门应当及时向国家出入境检验检疫部门通报进口医疗器械的注册和备案情况。进口口岸所在地出入境检验检疫机构应当及时向所在地设区的市级人民政府食品药品监督管理部门通报进口医疗器械的通关情况。

第四十四条　出口医疗器械的企业应当保证其出口的医疗器械符合进口国（地区）的要求。

第四十五条　医疗器械广告应当真实合法，不得含有虚假、夸大、误导性的内容。

医疗器械广告应当经医疗器械生产企业或者进口医疗器械代理人所在地省、自治区、直辖市人民政府食品药品监督管理部门审查批准，并取得医疗器械广告批准文件。广告发布者发布医疗器械广告，应当事先核查广告的批准文件及其真实性；不得发布未取得批准文件、批准文件的真实性未经核实或者广告内容与批准文件不一致的医疗器械广告。省、自治区、直辖市人民政府食品药品监督管理部门应当公布并及时更新已经批准的医疗器械广告目录以及批准的广告内容。

省级以上人民政府食品药品监督管理部门责令暂停生产、销售、进口和使用的医疗器械，在暂停期间不得发布涉及该医疗器械的广告。

医疗器械广告的审查办法由国务院食品药品监督管理部门会同国务院工商行政管理部门制定。

第五章　不良事件的处理与医疗器械的召回

第四十六条　国家建立医疗器械不良事件监测制度，对医疗器械不良事件及

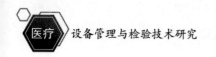

时进行收集、分析、评价、控制。

第四十七条 医疗器械生产经营企业、使用单位应当对所生产经营或者使用的医疗器械开展不良事件监测；发现医疗器械不良事件或者可疑不良事件，应当按照国务院食品药品监督管理部门的规定，向医疗器械不良事件监测技术机构报告。

任何单位和个人发现医疗器械不良事件或者可疑不良事件，有权向食品药品监督管理部门或者医疗器械不良事件监测技术机构报告。

第四十八条 国务院食品药品监督管理部门应当加强医疗器械不良事件监测信息网络建设。

医疗器械不良事件监测技术机构应当加强医疗器械不良事件信息监测，主动收集不良事件信息；发现不良事件或者接到不良事件报告的，应当及时进行核实、调查、分析，对不良事件进行评估，并向食品药品监督管理部门和卫生计生主管部门提出处理建议。

医疗器械不良事件监测技术机构应当公布联系方式，方便医疗器械生产经营企业、使用单位等报告医疗器械不良事件。

第四十九条 食品药品监督管理部门应当根据医疗器械不良事件评估结果及时采取发布警示信息以及责令暂停生产、销售、进口和使用等控制措施。

省级以上人民政府食品药品监督管理部门应当会同同级卫生计生主管部门和相关部门组织对引起突发、群发的严重伤害或者死亡的医疗器械不良事件及时进行调查和处理，并组织对同类医疗器械加强监测。

第五十条 医疗器械生产经营企业、使用单位应当对医疗器械不良事件监测技术机构、食品药品监督管理部门开展的医疗器械不良事件调查予以配合。

第五十一条 有下列情形之一的，省级以上人民政府食品药品监督管理部门应当对已注册的医疗器械组织开展再评价。

（一）根据科学研究的发展，对医疗器械的安全、有效有认识上的改变的。

（二）医疗器械不良事件监测、评估结果表明医疗器械可能存在缺陷的。

（三）国务院食品药品监督管理部门规定的其他需要进行再评价的情形。

再评价结果表明已注册的医疗器械不能保证安全、有效的，由原发证部门注销医疗器械注册证，并向社会公布。被注销医疗器械注册证的医疗器械不得生产、进口、经营、使用。

第五十二条　医疗器械生产企业发现其生产的医疗器械不符合强制性标准、经注册或者备案的产品技术要求或者存在其他缺陷的，应当立即停止生产，通知相关生产经营企业、使用单位和消费者停止经营和使用，召回已经上市销售的医疗器械，采取补救、销毁等措施，记录相关情况，发布相关信息，并将医疗器械召回和处理情况向食品药品监督管理部门和卫生计生主管部门报告。

医疗器械经营企业发现其经营的医疗器械存在前款规定情形的，应当立即停止经营，通知相关生产经营企业、使用单位、消费者，并记录停止经营和通知情况。医疗器械生产企业认为属于依照前款规定需要召回的医疗器械，应当立即召回。

医疗器械生产经营企业未依照本条规定实施召回或者停止经营的，食品药品监督管理部门可以责令其召回或者停止经营。

第六章　监督检查

第五十三条　食品药品监督管理部门应当对医疗器械的注册、备案、生产、经营、使用活动加强监督检查，并对下列事项进行重点监督检查。

（一）医疗器械生产企业是否按照经注册或者备案的产品技术要求组织生产。

（二）医疗器械生产企业的质量管理体系是否保持有效运行。

（三）医疗器械生产经营企业的生产经营条件是否持续符合法定要求。

第五十四　条食品药品监督管理部门在监督检查中有下列职权。

（一）进入现场实施检查、抽取样品。

（二）查阅、复制、查封、扣押有关合同、票据、账簿以及其他有关资料。

（三）查封、扣押不符合法定要求的医疗器械，违法使用的零配件、原材料以及用于违法生产医疗器械的工具、设备。

（四）查封违反本条例规定从事医疗器械生产经营活动的场所。食品药品监督管理部门进行监督检查，应当出示执法证件，保守被检查单位的商业秘密。

有关单位和个人应当对食品药品监督管理部门的监督检查予以配合，不得隐瞒有关情况。

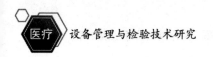

第五十五条　对人体造成伤害或者有证据证明可能危害人体健康的医疗器械，食品药品监督管理部门可以采取暂停生产、进口、经营、使用的紧急控制措施。

第五十六条　食品药品监督管理部门应当加强对医疗器械生产经营企业和使用单位生产、经营、使用的医疗器械的抽查检验。抽查检验不得收取检验费和其他任何费用，所需费用纳入本级政府预算。

省级以上人民政府食品药品监督管理部门应当根据抽查检验结论及时发布医疗器械质量公告。

第五十七条　医疗器械检验机构资质认定工作按照国家有关规定实行统一管理。经国务院认证认可监督管理部门会同国务院食品药品监督管理部门认定的检验机构，方可对医疗器械实施检验。

食品药品监督管理部门在执法工作中需要对医疗器械进行检验的，应当委托有资质的医疗器械检验机构进行，并支付相关费用。

当事人对检验结论有异议的，可以自收到检验结论之日起7个工作日内选择有资质的医疗器械检验机构进行复检。承担复检工作的医疗器械检验机构应当在国务院食品药品监督管理部门规定的时间内做出复检结论。复检结论为最终检验结论。

第五十八条　对可能存在有害物质或者擅自改变医疗器械设计、原材料和生产工艺并存在安全隐患的医疗器械，按照医疗器械国家标准、行业标准规定的检验项目和检验方法无法检验的，医疗器械检验机构可以补充检验项目和检验方法进行检验；使用补充检验项目、检验方法得出的检验结论，经国务院食品药品监督管理部门批准，可以作为食品药品监督管理部门认定医疗器械质量的依据。

第五十九条　设区的市级和县级人民政府食品药品监督管理部门应当加强对医疗器械广告的监督检查；发现未经批准、篡改经批准的广告内容的医疗器械广告，应当向所在地省、自治区、直辖市人民政府食品药品监督管理部门报告，由其向社会公告。

工商行政管理部门应当依照有关广告管理的法律、行政法规的规定，对医疗器械广告进行监督检查，查处违法行为。食品药品监督管理部门发现医疗器械广告违法发布行为，应当提出处理建议并按照有关程序移交所在地同级工商行政管理部门。

第六十条　国务院食品药品监督管理部门建立统一的医疗器械监督管理信息平台。食品药品监督管理部门应当通过信息平台依法及时公布医疗器械许可、备案、抽查检验、违法行为查处情况等日常监督管理信息。但是，不得泄露当事人的商业秘密。

食品药品监督管理部门对医疗器械注册人和备案人、生产经营企业、使用单位建立信用档案，对有不良信用记录的增加监督检查频次。

第六十一条　食品药品监督管理等部门应当公布本单位的联系方式，接受咨询、投诉、举报。食品药品监督管理等部门接到与医疗器械监督管理有关的咨询，应当及时答复；接到投诉、举报，应当及时核实、处理、答复。对咨询、投诉、举报情况及其答复、核实、处理情况，应当予以记录、保存。

有关医疗器械研制、生产、经营、使用行为的举报经调查属实的，食品药品监督管理等部门对举报人应当给予奖励。

第六十二条　国务院食品药品监督管理部门制定、调整、修改本条例规定的目录以及与医疗器械监督管理有关的规范，应当公开征求意见；采取听证会、论证会等形式，听取专家、医疗器械生产经营企业和使用单位、消费者以及相关组织等方面的意见。

第七章　法律责任

第六十三条　有下列情形之一的，由县级以上人民政府食品药品监督管理部门没收违法所得、违法生产经营的医疗器械和用于违法生产经营的工具、设备、原材料等物品；违法生产经营的医疗器械货值金额不足1万元的，并处5万元以上10万元以下罚款；货值金额1万元以上的，并处货值金额10倍以上20倍以下罚款；情节严重的，5年内不受理相关责任人及企业提出的医疗器械许可申请。

（一）生产、经营未取得医疗器械注册证的第二类、第三类医疗器械的。

（二）未经许可从事第二类、第三类医疗器械生产活动的。

（三）未经许可从事第三类医疗器械经营活动的。

有前款第一项情形、情节严重的，由原发证部门吊销医疗器械生产许可证或者医疗器械经营许可证。

第六十四条　提供虚假资料或者采取其他欺骗手段取得医疗器械注册证、医疗器械生产许可证、医疗器械经营许可证、广告批准文件等许可证件的，由原发

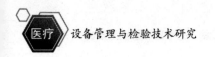

证部门撤销已经取得的许可证件，并处5万元以上10万元以下罚款，5年内不受理相关责任人及企业提出的医疗器械许可申请。

伪造、变造、买卖、出租、出借相关医疗器械许可证件的，由原发证部门予以收缴或者吊销，没收违法所得；违法所得不足1万元的，处1万元以上3万元以下罚款；违法所得1万元以上的，处违法所得3倍以上5倍以下罚款；构成违反治安管理行为的，由公安机关依法予以治安管理处罚。

第六十五条　未依照本条例规定备案的，由县级以上人民政府食品药品监督管理部门责令限期改正；逾期不改正的，向社会公告未备案单位和产品名称，可以处1万元以下罚款。

备案时提供虚假资料的，由县级以上人民政府食品药品监督管理部门向社会公告备案单位和产品名称；情节严重的，直接责任人员5年内不得从事医疗器械生产经营活动。

第六十六条　有下列情形之一的，由县级以上人民政府食品药品监督管理部门责令改正，没收违法生产、经营或者使用的医疗器械；违法生产、经营或者使用的医疗器械货值金额不足1万元的，并处2万元以上5万元以下罚款；货值金额1万元以上的，并处货值金额5倍以上10倍以下罚款；情节严重的，责令停产停业，直至由原发证部门吊销医疗器械注册证、医疗器械生产许可证、医疗器械经营许可证。

（一）生产、经营、使用不符合强制性标准或者不符合经注册或者备案的产品技术要求的医疗器械的。

（二）医疗器械生产企业未按照经注册或者备案的产品技术要求组织生产，或者未依照本条例规定建立质量管理体系并保持有效运行的。

（三）经营、使用无合格证明文件、过期、失效、淘汰的医疗器械，或者使用未依法注册的医疗器械的。

（四）食品药品监督管理部门责令其依照本条例规定实施召回或者停止经营后，仍拒不召回或者停止经营医疗器械的。

（五）委托不具备本条例规定条件的企业生产医疗器械，或者未对受托方的生产行为进行管理的。

第六十七条　有下列情形之一的，由县级以上人民政府食品药品监督管理部门责令改正，处1万元以上3万元以下罚款；情节严重的，责令停产停业，直至由原发证部门吊销医疗器械生产许可证、医疗器械经营许可证。

（一）医疗器械生产企业的生产条件发生变化、不再符合医疗器械质量管理体系要求，未依照本条例规定整改、停止生产、报告的。

（二）生产、经营说明书、标签不符合本条例规定的医疗器械的。

（三）未按照医疗器械说明书和标签标示要求运输、贮存医疗器械的。

（四）转让过期、失效、淘汰或者检验不合格的在用医疗器械的。

第六十八条　有下列情形之一的，由县级以上人民政府食品药品监督管理部门和卫生计生主管部门依据各自职责责令改正，给予警告；拒不改正的，处5000元以上2万元以下罚款；情节严重的，责令停产停业，直至由原发证部门吊销医疗器械生产许可证、医疗器械经营许可证。

（一）医疗器械生产企业未按照要求提交质量管理体系自查报告的。

（二）医疗器械经营企业、使用单位未依照本条例规定建立并执行医疗器械进货查验记录制度的。

（三）从事第二类、第三类医疗器械批发业务以及第三类医疗器械零售业务的经营企业未依照本条例规定建立并执行销售记录制度的。

（四）对重复使用的医疗器械，医疗器械使用单位未按照消毒和管理的规定进行处理的。

（五）医疗器械使用单位重复使用一次性使用的医疗器械，或者未按照规定销毁使用过的一次性使用的医疗器械的。

（六）对需要定期检查、检验、校准、保养、维护的医疗器械，医疗器械使用单位未按照产品说明书要求检查、检验、校准、保养、维护并予以记录，及时进行分析、评估，确保医疗器械处于良好状态的。

（七）医疗器械使用单位未妥善保存购入第三类医疗器械的原始资料，或者未按照规定将大型医疗器械以及植入和介入类医疗器械的信息记载到病历等相关记录中的。

（八）医疗器械使用单位发现使用的医疗器械存在安全隐患未立即停止使用、通知检修，或者继续使用经检修仍不能达到使用安全标准的医疗器械的。

（九）医疗器械生产经营企业、使用单位未依照本条例规定开展医疗器械不良事件监测，未按照要求报告不良事件，或者对医疗器械不良事件监测技术机构、食品药品监督管理部门开展的不良事件调查不予配合的。

第六十九条　违反本条例规定开展医疗器械临床试验的，由县级以上人民政府食品药品监督管理部门责令改正或者立即停止临床试验，可以处5万元以下罚款；造成严重后果的，依法对直接负责的主管人员和其他直接责任人员给予降级、撤职或者开除的处分；有医疗器械临床试验机构资质的，由授予其资质的主管部门撤销医疗器械临床试验机构资质，5年内不受理其资质认定申请。

医疗器械临床试验机构出具虚假报告的，由授予其资质的主管部门撤销医疗器械临床试验机构资质，10年内不受理其资质认定申请；由县级以上人民政府食品药品监督管理部门处5万元以上10万元以下罚款；有违法所得的，没收违法所得；对直接负责的主管人员和其他直接责任人员，依法给予撤职或者开除的处分。

第七十条　医疗器械检验机构出具虚假检验报告的，由授予其资质的主管部门撤销检验资质，10年内不受理其资质认定申请；处5万元以上10万元以下罚款；有违法所得的，没收违法所得；对直接负责的主管人员和其他直接责任人员，依法给予撤职或者开除的处分；受到开除处分的，自处分决定做出之日起10年内不得从事医疗器械检验工作。

第七十一条　违反本条例规定，发布未取得批准文件的医疗器械广告，未事先核实批准文件的真实性即发布医疗器械广告，或者发布广告内容与批准文件不一致的医疗器械广告的，由工商行政管理部门依照有关广告管理的法律、行政法规的规定给予处罚。

篡改经批准的医疗器械广告内容的，由原发证部门撤销该医疗器械的广告批准文件，2年内不受理其广告审批申请。

发布虚假医疗器械广告的，由省级以上人民政府食品药品监督管理部门决定暂停销售该医疗器械，并向社会公布；仍然销售该医疗器械的，由县级以上人民政府食品药品监督管理部门没收违法销售的医疗器械，并处2万元以上5万元以下罚款。

第七十二条　医疗器械技术审评机构、医疗器械不良事件监测技术机构未依照本条例规定履行职责，致使审评、监测工做出现重大失误的，由县级以上人民政府食品药品监督管理部门责令改正，通报批评，给予警告；造成严重后果的，对直接负责的主管人员和其他直接责任人员，依法给予降级、撤职或者开除的处分。

第七十三条　食品药品监督管理部门及其工作人员应当严格依照本条例规定的处罚种类和幅度，根据违法行为的性质和具体情节行使行政处罚权，具体办法由国务院食品药品监督管理部门制定。

第七十四条　违反本条例规定，县级以上人民政府食品药品监督管理部门或者其他有关部门不履行医疗器械监督管理职责或者滥用职权、玩忽职守、徇私舞弊的，由监察机关或者任免机关对直接负责的主管人员和其他直接责任人员依法给予警告、记过或者记大过的处分；造成严重后果的，给予降级、撤职或者开除的处分。

第七十五条　违反本条例规定，构成犯罪的，依法追究刑事责任；造成人身、财产或者其他损害的，依法承担赔偿责任。

第八章　附　则

第七十六条　本条例下列用语的含义：

医疗器械，是指直接或者间接用于人体的仪器、设备、器具、体外诊断试剂及校准物、材料以及其他类似或者相关的物品，包括所需要的计算机软件；其效用主要通过物理等方式获得，不是通过药理学、免疫学或者代谢的方式获得，或者虽然有这些方式参与但是只起辅助作用；其目的是：

（一）疾病的诊断、预防、监护、治疗或者缓解。

（二）损伤的诊断、监护、治疗、缓解或者功能补偿。

（三）生理结构或者生理过程的检验、替代、调节或者支持。

（四）生命的支持或者维持。

（五）妊娠控制。

（六）通过对来自人体的样本进行检查，为医疗或者诊断目的提供信息。

医疗器械使用单位，是指使用医疗器械为他人提供医疗等技术服务的机构，包括取得医疗机构执业许可证的医疗机构，取得计划生育技术服务机构执业许可证的计划生育技术服务机构，以及依法不需要取得医疗机构执业许可证的血站、单采血浆站、康复辅助器具适配机构等。

第七十七条　医疗器械产品注册可以收取费用。具体收费项目、标准分别由国务院财政、价格主管部门按照国家有关规定制定。

第七十八条　非营利的避孕医疗器械管理办法以及医疗卫生机构为应对突发

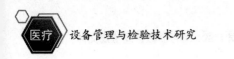

公共卫生事件而研制的医疗器械的管理办法，由国务院食品药品监督管理部门会同国务院卫生计生主管部门制定。

中医医疗器械的管理办法，由国务院食品药品监督管理部门会同国务院中医药管理部门依据本条例的规定制定；康复辅助器具类医疗器械的范围及其管理办法，由国务院食品药品监督管理部门会同国务院民政部门依据本条例的规定制定。

第七十九条　军队医疗器械使用的监督管理，由军队卫生主管部门依据本条例和军队有关规定组织实施。

第八十条　本条例自2014年6月1日起施行。

第二节　部门规章

一、《医疗器械分类规则》

医疗器械分类规则

**（2015年6月3日国家食品药品监督管理总局局务会议审议通过；
2015年7月14日发布自2016年1月1日起施行）**

第一条　为规范医疗器械分类，根据《医疗器械监督管理条例》，制定本规则。

第二条　本规则用于指导制定医疗器械分类目录和确定新的医疗器械的管理类别。

第三条　本规则有关用语的含义是：

（一）预期目的

指产品说明书、标签或者宣传资料载明的，使用医疗器械应当取得的作用。

（二）无源医疗器械

不依靠电能或者其他能源，但是可以通过由人体或者重力产生的能量，发挥其功能的医疗器械。

（三）有源医疗器械

任何依靠电能或者其他能源，而不是直接由人体或者重力产生的能量，发挥其功能的医疗器械。

（四）侵入器械

借助手术全部或者部分通过体表侵入人体，接触体内组织、血液循环系统、中枢神经系统等部位的医疗器械，包括介入手术中使用的器材、一次性使用无菌手术器械和暂时或短期留在人体内的器械等。本规则中的侵入器械不包括重复使用手术器械。

（五）重复使用手术器械

用于手术中进行切、割、钻、锯、抓、刮、钳、抽、夹等过程，不连接任何有源医疗器械，通过一定的处理可以重新使用的无源医疗器械。

（六）植入器械

借助手术全部或者部分进入人体内或腔道（口）中，或者用于替代人体上皮表面或眼表面，并且在手术过程结束后留在人体内30日（含）以上或者被人体吸收的医疗器械。

（七）接触人体器械

直接或间接接触患者或者能够进入患者体内的医疗器械。

（八）使用时限

1.连续使用时间　医疗器械按预期目的、不间断的实际作用时间。

2.暂时　医疗器械预期的连续使用时间在24小时以内。

3.短期　医疗器械预期的连续使用时间在24小时（含）以上、30日以内。

4.长期　医疗器械预期的连续使用时间在30日（含）以上。

（九）皮肤

未受损皮肤表面。

（十）腔道（口）

口腔、鼻腔、食道、外耳道、直肠、阴道、尿道等人体自然腔道和永久性人造开口。

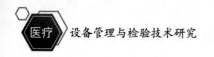

（十一）创伤

各种致伤因素作用于人体所造成的组织结构完整性破坏或者功能障碍。

（十二）组织

人体体内组织，包括骨、牙髓或者牙本质，不包括血液循环系统和中枢神经系统。

（十三）血液循环系统血管（毛细血管除外）和心脏。

（十四）中枢神经系统脑和脊髓。

（十五）独立软件

具有一个或者多个医疗目的，无需医疗器械硬件即可完成自身预期目的，运行于通用计算平台的软件。

（十六）具有计量测试功能的医疗器械

用于测定生理、病理、解剖参数，或者定量测定进出人体的能量或物质的医疗器械，其测量结果需要精确定量，并且该结果的准确性会对患者的健康和安全产生明显影响。

（十七）慢性创面

各种原因形成的长期不愈合创面，如静脉性溃疡、动脉性溃疡、糖尿病性溃疡、创伤性溃疡、压力性溃疡等。

第四条　医疗器械按照风险程度由低到高，管理类别依次分为第一类、第二类和第三类。

医疗器械风险程度，应当根据医疗器械的预期目的，通过结构特征、使用形式、使用状态、是否接触人体等因素综合判定。

第五条　依据影响医疗器械风险程度的因素，医疗器械可以分为以下几种情形。

（一）根据结构特征的不同，分为无源医疗器械和有源医疗器械。

（二）根据是否接触人体，分为接触人体器械和非接触人体器械。

（三）根据不同的结构特征和是否接触人体，医疗器械的使用形式包括：

无源接触人体器械：液体输送器械、改变血液体液器械、医用敷料、侵入器械、重复使用手术器械、植入器械、避孕和计划生育器械、其他无源接触人体器械。

无源非接触人体器械：护理器械、医疗器械清洗消毒器械、其他无源非接触人体器械。

有源接触人体器械：能量治疗器械、诊断监护器械、液体输送器械、电离辐射器械、植入器械、其他有源接触人体器械。

有源非接触人体器械：临床检验仪器设备、独立软件、医疗器械消毒灭菌设备、其他有源非接触人体器械。

（四）根据不同的结构特征、是否接触人体以及使用形式，医疗器械的使用状态或者其产生的影响包括以下情形：

无源接触人体器械：根据使用时限分为暂时使用、短期使用、长期使用；接触人体的部位分为皮肤或腔道（口）、创伤或组织、血液循环系统或中枢神经系统。

无源非接触人体器械：根据对医疗效果的影响程度分为基本不影响、轻微影响、重要影响。

有源接触人体器械：根据失控后可能造成的损伤程度分为轻微损伤、中度损伤、严重损伤。

有源非接触人体器械：根据对医疗效果的影响程度分为基本不影响、轻微影响、重要影响。

第六条　医疗器械的分类应当根据医疗器械分类判定表（见附件）进行分类判定。有以下情形的，还应当结合下述原则进行分类。

（一）如果同一医疗器械适用两个或者两个以上的分类，应当采取其中风险程度最高的分类；由多个医疗器械组成的医疗器械包，其分类应当与包内风险程度最高的医疗器械一致。

（二）可作为附件的医疗器械，其分类应当综合考虑该附件对配套主体医疗器械安全性、有效性的影响；如果附件对配套主体医疗器械有重要影响，附件的分类应不低于配套主体医疗器械的分类。

（三）监控或者影响医疗器械主要功能的医疗器械，其分类应当与被监控、影响的医疗器械的分类一致。

（四）以医疗器械作用为主的药械组合产品，按照第三类医疗器械管理。

（五）可被人体吸收的医疗器械，按照第三类医疗器械管理。

（六）对医疗效果有重要影响的有源接触人体器械，按照第三类医疗器械管理。

（七）医用敷料如果有以下情形，按照第三类医疗器械管理，包括：预期具有防组织或器官粘连功能，作为人工皮肤，接触真皮深层或其以下组织受损的创面，用于慢性创面，或者可被人体全部或部分吸收的。

（八）以无菌形式提供的医疗器械，其分类应不低于第二类。

（九）通过牵拉、撑开、扭转、压握、弯曲等作用方式，主动施加持续作用力于人体、可动态调整肢体固定位置的矫形器械（不包括仅具有固定、支撑作用的医疗器械，也不包括配合外科手术中进行临时矫形的医疗器械或者外科手术后或其他治疗中进行四肢矫形的医疗器械），其分类应不低于第二类。

（十）具有计量测试功能的医疗器械，其分类应不低于第二类。

（十一）如果医疗器械的预期目的是明确用于某种疾病的治疗，其分类应不低于第二类。

（十二）用于在内窥镜下完成夹取、切割组织或者取石等手术操作的无源重复使用手术器械，按照第二类医疗器械管理。

第七条　体外诊断试剂按照有关规定进行分类。

第八条　国家食品药品监督管理总局根据医疗器械生产、经营、使用情况，及时对医疗器械的风险变化进行分析、评价，对医疗器械分类目录进行调整。

第九条　国家食品药品监督管理总局可以组织医疗器械分类专家委员会制定、调整医疗器械分类目录。

第十条　本规则自2016年1月1日起施行。2000年4月5日公布的《医疗器械分类规则》（原国家药品监督管理局令第15号）同时废止。

二、《医疗器械注册管理办法》

医疗器械注册管理办法

（2014年6月27日经国家食品药品监督管理总局局务会议审议通过；
2014年7月30日发布自2014年10月1日起施行）

第一章　总　则

第一条　为规范医疗器械的注册与备案管理，保证医疗器械的安全、有效，根据《医疗器械监督管理条例》，制定本办法。

第二条　在中华人民共和国境内销售、使用的医疗器械，应当按照本办法的规定申请注册或者办理备案。

第三条　医疗器械注册是食品药品监督管理部门根据医疗器械注册申请人的申请，依照法定程序，对其拟上市医疗器械的安全性、有效性研究及其结果进行系统评价，以决定是否同意其申请的过程。

医疗器械备案是医疗器械备案人向食品药品监督管理部门提交备案资料，食品药品监督管理部门对提交的备案资料存档备查。

第四条　医疗器械注册与备案应当遵循公开、公平、公正的原则。

第五条　第一类医疗器械实行备案管理。第二类、第三类医疗器械实行注册管理。

境内第一类医疗器械备案，备案人向设区的市级食品药品监督管理部门提交备案资料。

境内第二类医疗器械由省、自治区、直辖市食品药品监督管理部门审查，批准后发给医疗器械注册证。

境内第三类医疗器械由国家食品药品监督管理总局审查，批准后发给医疗器械注册证。

进口第一类医疗器械备案，备案人向国家食品药品监督管理总局提交备案资料。

进口第二类、第三类医疗器械由国家食品药品监督管理总局审查，批准后发给医疗器械注册证。

香港、澳门、台湾地区医疗器械的注册、备案，参照进口医疗器械办理。

第六条　医疗器械注册人、备案人以自己名义把产品推向市场，对产品负法律责任。

第七条　食品药品监督管理部门依法及时公布医疗器械注册、备案相关信息。申请人可以查询审批进度和结果，公众可以查阅审批结果。

第八条　国家鼓励医疗器械的研究与创新，对创新医疗器械实行特别审批，促进医疗器械新技术的推广与应用，推动医疗器械产业的发展。

第二章　基本要求

第九条　医疗器械注册申请人和备案人应当建立与产品研制、生产有关的质

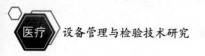

量管理体系，并保持有效运行。

按照创新医疗器械特别审批程序审批的境内医疗器械申请注册时，样品委托其他企业生产的，应当委托具有相应生产范围的医疗器械生产企业；不属于按照创新医疗器械特别审批程序审批的境内医疗器械申请注册时，样品不得委托其他企业生产。

第十条　办理医疗器械注册或者备案事务的人员应当具有相应的专业知识，熟悉医疗器械注册或者备案管理的法律、法规、规章和技术要求。

第十一条　申请人或者备案人申请注册或者办理备案，应当遵循医疗器械安全有效基本要求，保证研制过程规范，所有数据真实、完整和可溯源。

第十二条　申请注册或者办理备案的资料应当使用中文。根据外文资料翻译的，应当同时提供原文。引用未公开发表的文献资料时，应当提供资料所有者许可使用的证明文件。

申请人、备案人对资料的真实性负责。

第十三条　申请注册或者办理备案的进口医疗器械，应当在申请人或者备案人注册地或者生产地址所在国家（地区）已获准上市销售。

申请人或者备案人注册地或者生产地址所在国家（地区）未将该产品作为医疗器械管理的，申请人或者备案人需提供相关证明文件，包括注册地或者生产地址所在国家（地区）准许该产品上市销售的证明文件。

第十四条　境外申请人或者备案人应当通过其在中国境内设立的代表机构或者指定中国境内的企业法人作为代理人，配合境外申请人或者备案人开展相关工作。

代理人除办理医疗器械注册或者备案事宜外，还应当承担以下责任。

（一）与相应食品药品监督管理部门、境外申请人或者备案人的联络。

（二）向申请人或者备案人如实、准确传达相关的法规和技术要求。

（三）收集上市后医疗器械不良事件信息并反馈境外注册人或者备案人，同时向相应的食品药品监督管理部门报告。

（四）协调医疗器械上市后的产品召回工作，并向相应的食品药品监督管理部门报告。

（五）其他涉及产品质量和售后服务的连带责任。

第三章 产品技术要求和注册检验

第十五条 申请人或者备案人应当编制拟注册或者备案医疗器械的产品技术要求。第一类医疗器械的产品技术要求由备案人办理备案时提交食品药品监督管理部门。第二类、第三类医疗器械的产品技术要求由食品药品监督管理部门在批准注册时予以核准。

产品技术要求主要包括医疗器械成品的性能指标和检验方法，其中性能指标是指可进行客观判定的成品的功能性、安全性指标以及与质量控制相关的其他指标。

在中国上市的医疗器械应当符合经注册核准或者备案的产品技术要求。

第十六条 申请第二类、第三类医疗器械注册，应当进行注册检验。医疗器械检验机构应当依据产品技术要求对相关产品进行注册检验。

注册检验样品的生产应当符合医疗器械质量管理体系的相关要求，注册检验合格的方可进行临床试验或者申请注册。

办理第一类医疗器械备案的，备案人可以提交产品自检报告。

第十七条 申请注册检验，申请人应当向检验机构提供注册检验所需要的有关技术资料、注册检验用样品及产品技术要求。

第十八条 医疗器械检验机构应当具有医疗器械检验资质、在其承检范围内进行检验，并对申请人提交的产品技术要求进行预评价。预评价意见随注册检验报告一同出具给申请人。

尚未列入医疗器械检验机构承检范围的医疗器械，由相应的注册审批部门指定有能力的检验机构进行检验。

第十九条 同一注册单元内所检验的产品应当能够代表本注册单元内其他产品的安全性和有效性。

第四章 临床评价

第二十条 医疗器械临床评价是指申请人或者备案人通过临床文献资料、临床经验数据、临床试验等信息对产品是否满足使用要求或者适用范围进行确认的过程。

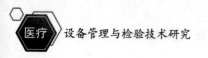

第二十一条 临床评价资料是指申请人或者备案人进行临床评价所形成的文件。

需要进行临床试验的，提交的临床评价资料应当包括临床试验方案和临床试验报告。

第二十二条 办理第一类医疗器械备案，不需进行临床试验。申请第二类、第三类医疗器械注册，应当进行临床试验。

有下列情形之一的，可以免于进行临床试验。

（一）工作机理明确、设计定型，生产工艺成熟，已上市的同品种医疗器械临床应用多年且无严重不良事件记录，不改变常规用途的。

（二）通过非临床评价能够证明该医疗器械安全、有效的。

（三）通过对同品种医疗器械临床试验或者临床使用获得的数据进行分析评价，能够证明该医疗器械安全、有效的。

免于进行临床试验的医疗器械目录由国家食品药品监督管理总局制定、调整并公布。未列入免于进行临床试验的医疗器械目录的产品，通过对同品种医疗器械临床试验或者临床使用获得的数据进行分析评价，能够证明该医疗器械安全、有效的，申请人可以在申报注册时予以说明，并提交相关证明资料。

第二十三条 开展医疗器械临床试验，应当按照医疗器械临床试验质量管理规范的要求，在取得资质的临床试验机构内进行。临床试验样品的生产应当符合医疗器械质量管理体系的相关要求。

第二十四条 第三类医疗器械进行临床试验对人体具有较高风险的，应当经国家食品药品监督管理总局批准。需进行临床试验审批的第三类医疗器械目录由国家食品药品监督管理总局制定、调整并公布。

第二十五条 临床试验审批是指国家食品药品监督管理总局根据申请人的申请，对拟开展临床试验的医疗器械的风险程度、临床试验方案、临床受益与风险对比分析报告等进行综合分析，以决定是否同意开展临床试验的过程。

第二十六条 需进行医疗器械临床试验审批的，申请人应当按照相关要求向国家食品药品监督管理总局报送申报资料。

第二十七条 国家食品药品监督管理总局受理医疗器械临床试验审批申请后，应当自受理申请之日起3个工作日内将申报资料转交医疗器械技术审评机构。

技术审评机构应当在40个工作日内完成技术审评。国家食品药品监督管理总局应当在技术审评结束后20个工作日内做出决定。准予开展临床试验的，发给医疗器械临床试验批件；不予批准的，应当书面说明理由。

第二十八条　技术审评过程中需要申请人补正资料的，技术审评机构应当一次告知需要补正的全部内容。申请人应当在1年内按照补正通知的要求一次提供补充资料。技术审评机构应当自收到补充资料之日起40个工作日内完成技术审评。申请人补充资料的时间不计算在审评时限内。

申请人逾期未提交补充资料的，由技术审评机构终止技术审评，提出不予批准的建议，国家食品药品监督管理总局核准后做出不予批准的决定。

第二十九条　有下列情形之一的，国家食品药品监督管理总局应当撤销已获得的医疗器械临床试验批准文件。

（一）临床试验申报资料虚假的。

（二）已有最新研究证实原批准的临床试验伦理性和科学性存在问题的。

（三）其他应当撤销的情形。

第三十条　医疗器械临床试验应当在批准后3年内实施；逾期未实施的，原批准文件自行废止，仍需进行临床试验的，应当重新申请。

第五章　产品注册

第三十一条　申请医疗器械注册，申请人应当按照相关要求向食品药品监督管理部门报送申报资料。

第三十二条　食品药品监督管理部门收到申请后对申报资料进行形式审查，并根据下列情况分别做出处理。

（一）申请事项属于本部门职权范围，申报资料齐全、符合形式审查要求的，予以受理。

（二）申报资料存在可以当场更正的错误的，应当允许申请人当场更正。

（三）申报资料不齐全或者不符合形式审查要求的，应当在5个工作日内一次告知申请人需要补正的全部内容，逾期不告知的，自收到申报资料之日起即为受理。

（四）申请事项不属于本部门职权范围的，应当即时告知申请人不予受理。

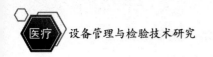

食品药品监督管理部门受理或者不予受理医疗器械注册申请，应当出具加盖本部门专用印章并注明日期的受理或者不予受理的通知书。

第三十三条　受理注册申请的食品药品监督管理部门应当自受理之日起3个工作日内将申报资料转交技术审评机构。

技术审评机构应当在60个工作日内完成第二类医疗器械注册的技术审评工作，在90个工作日内完成第三类医疗器械注册的技术审评工作。

需要外聘专家审评、药械组合产品需与药品审评机构联合审评的，所需时间不计算在内，技术审评机构应当将所需时间书面告知申请人。

第三十四条　食品药品监督管理部门在组织产品技术审评时可以调阅原始研究资料，并组织对申请人进行与产品研制、生产有关的质量管理体系核查。

境内第二类、第三类医疗器械注册质量管理体系核查，由省、自治区、直辖市食品药品监督管理部门开展，其中境内第三类医疗器械注册质量管理体系核查，由国家食品药品监督管理总局技术审评机构通知相应省、自治区、直辖市食品药品监督管理部门开展核查，必要时参与核查。省、自治区、直辖市食品药品监督管理部门应当在30个工作日内根据相关要求完成体系核查。

国家食品药品监督管理总局技术审评机构在对进口第二类、第三类医疗器械开展技术审评时，认为有必要进行质量管理体系核查的，通知国家食品药品监督管理总局质量管理体系检查技术机构根据相关要求开展核查，必要时技术审评机构参与核查。

质量管理体系核查的时间不计算在审评时限内。

第三十五条　技术审评过程中需要申请人补正资料的，技术审评机构应当一次告知需要补正的全部内容。申请人应当在1年内按照补正通知的要求一次提供补充资料；技术审评机构应当自收到补充资料之日起60个工作日内完成技术审评。申请人补充资料的时间不计算在审评时限内。

申请人对补正资料通知内容有异议的，可以向相应的技术审评机构提出书面意见，说明理由并提供相应的技术支持资料。

申请人逾期未提交补充资料的，由技术审评机构终止技术审评，提出不予注册的建议，由食品药品监督管理部门核准后做出不予注册的决定。

第三十六条　受理注册申请的食品药品监督管理部门应当在技术审评结束后20个工作日内做出决定。对符合安全、有效要求的，准予注册，自做出审批决定之日起10个工作日内发给医疗器械注册证，经过核准的产品技术要求以附件形式发给申请人。对不予注册的，应当书面说明理由，并同时告知申请人享有申请复审和依法申请行政复议或者提起行政诉讼的权利。

医疗器械注册证有效期为5年。

第三十七条　医疗器械注册事项包括许可事项和登记事项。许可事项包括产品名称、型号、规格、结构及组成、适用范围、产品技术要求、进口医疗器械的生产地址等；登记事项包括注册人名称和住所、代理人名称和住所、境内医疗器械的生产地址等。

第三十八条　对用于治疗罕见疾病以及应对突发公共卫生事件急需的医疗器械，食品药品监督管理部门可以在批准该医疗器械注册时要求申请人在产品上市后进一步完成相关工作，并将要求载明于医疗器械注册证中。

第三十九条　对于已受理的注册申请，有下列情形之一的，食品药品监督管理部门做出不予注册的决定，并告知申请人。

（一）申请人对拟上市销售医疗器械的安全性、有效性进行的研究及其结果无法证明产品安全、有效的。

（二）注册申报资料虚假的。

（三）注册申报资料内容混乱、矛盾的。

（四）注册申报资料的内容与申报项目明显不符的。

（五）不予注册的其他情形。

第四十条　对于已受理的注册申请，申请人可以在行政许可决定做出前，向受理该申请的食品药品监督管理部门申请撤回注册申请及相关资料，并说明理由。

第四十一条　对于已受理的注册申请，有证据表明注册申报资料可能虚假的，食品药品监督管理部门可以中止审批。经核实后，根据核实结论继续审查或者做出不予注册的决定。

第四十二条　申请人对食品药品监督管理部门做出的不予注册决定有异议的，可以自收到不予注册决定通知之日起20个工作日内，向做出审批决定的食品药品监督管理部门提出复审申请。复审申请的内容仅限于原申请事项和原申报资料。

第四十三条　食品药品监督管理部门应当自受理复审申请之日起30个工作日

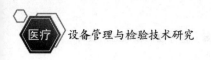

内做出复审决定，并书面通知申请人。维持原决定的，食品药品监督管理部门不再受理申请人再次提出的复审申请。

第四十四条　申请人对食品药品监督管理部门做出的不予注册的决定有异议，且已申请行政复议或者提起行政诉讼的，食品药品监督管理部门不受理其复审申请。

第四十五条　医疗器械注册证遗失的，注册人应当立即在原发证机关指定的媒体上登载遗失声明。自登载遗失声明之日起满1个月后，向原发证机关申请补发，原发证机关在20个工作日内予以补发。

第四十六条　医疗器械注册申请直接涉及申请人与他人之间重大利益关系的，食品药品监督管理部门应当告知申请人、利害关系人可以依照法律、法规以及国家食品药品监督管理总局的其他规定享有申请听证的权利；对医疗器械注册申请进行审查时，食品药品监督管理部门认为属于涉及公共利益的重大许可事项，应当向社会公告，并举行听证。

第四十七条　对新研制的尚未列入分类目录的医疗器械，申请人可以直接申请第三类医疗器械产品注册，也可以依据分类规则判断产品类别并向国家食品药品监督管理总局申请类别确认后，申请产品注册或者办理产品备案。

直接申请第三类医疗器械注册的，国家食品药品监督管理总局按照风险程度确定类别。境内医疗器械确定为第二类的，国家食品药品监督管理总局将申报资料转申请人所在地省、自治区、直辖市食品药品监督管理部门审评审批；境内医疗器械确定为第一类的，国家食品药品监督管理总局将申报资料转申请人所在地设区的市级食品药品监督管理部门备案。

第四十八条　注册申请审查过程中及批准后发生专利权纠纷的，应当按照有关法律、法规的规定处理。

第六章　注册变更

第四十九条　已注册的第二类、第三类医疗器械，医疗器械注册证及其附件载明的内容发生变化，注册人应当向原注册部门申请注册变更，并按照相关要求提交申报资料。

产品名称、型号、规格、结构及组成、适用范围、产品技术要求、进口医疗器械生产地址等发生变化的，注册人应当向原注册部门申请许可事项变更。

注册人名称和住所、代理人名称和住所发生变化的，注册人应当向原注册部门申请登记事项变更；境内医疗器械生产地址变更的，注册人应当在相应的生产许可变更后办理注册登记事项变更。

第五十条　登记事项变更资料符合要求的，食品药品监督管理部门应当在10个工作日内发给医疗器械注册变更文件。登记事项变更资料不齐全或者不符合形式审查要求的，食品药品监督管理部门应当一次告知需要补正的全部内容。

第五十一条　对于许可事项变更，技术审评机构应当重点针对变化部分进行审评，对变化后产品是否安全、有效做出评价。

受理许可事项变更申请的食品药品监督管理部门应当按照本办法第五章规定的时限组织技术审评。

第五十二条　医疗器械注册变更文件与原医疗器械注册证合并使用，其有效期与该注册证相同。取得注册变更文件后，注册人应当根据变更内容自行修改产品技术要求、说明书和标签。

第五十三条　许可事项变更申请的受理与审批程序，本章未作规定的，适用本办法第五章的相关规定。

第七章　延续注册

第五十四条　医疗器械注册证有效期届满需要延续注册的，注册人应当在医疗器械注册证有效期届满6个月前，向食品药品监督管理部门申请延续注册，并按照相关要求提交申报资料。

除有本办法第五十五条规定情形外，接到延续注册申请的食品药品监督管理部门应当在医疗器械注册证有效期届满前做出准予延续的决定。逾期未作决定的，视为准予延续。

第五十五条　有下列情形之一的，不予延续注册。

（一）注册人未在规定期限内提出延续注册申请的。

（二）医疗器械强制性标准已经修订，该医疗器械不能达到新要求的。

（三）对用于治疗罕见疾病以及应对突发公共卫生事件急需的医疗器械，批准注册部门在批准上市时提出要求，注册人未在规定期限内完成医疗器械注册证载明事项的。

第五十六条　医疗器械延续注册申请的受理与审批程序，本章未作规定

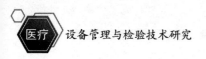

的，适用本办法第五章的相关规定。

第八章　产品备案

第五十七条　第一类医疗器械生产前，应当办理产品备案。

第五十八条　办理医疗器械备案，备案人应当按照《医疗器械监督管理条例》第九条的规定提交备案资料。

备案资料符合要求的，食品药品监督管理部门应当当场备案；备案资料不齐全或者不符合规定形式的，应当一次告知需要补正的全部内容，由备案人补正后备案。

对备案的医疗器械，食品药品监督管理部门应当按照相关要求的格式制作备案凭证，并将备案信息表中登载的信息在其网站上予以公布。

第五十九条　已备案的医疗器械，备案信息表中登载内容及备案的产品技术要求发生变化的，备案人应当提交变化情况的说明及相关证明文件，向原备案部门提出变更备案信息。备案资料符合形式要求的，食品药品监督管理部门应当将变更情况登载于变更信息中，将备案资料存档。

第六十条　已备案的医疗器械管理类别调整的，备案人应当主动向食品药品监督管理部门提出取消原备案；管理类别调整为第二类或者第三类医疗器械的，按照本办法规定申请注册。

第九章　监督管理

第六十一条　国家食品药品监督管理总局负责全国医疗器械注册与备案的监督管理工作，对地方食品药品监督管理部门医疗器械注册与备案工作进行监督和指导。

第六十二　条省、自治区、直辖市食品药品监督管理部门负责本行政区域的医疗器械注册与备案的监督管理工作，组织开展监督检查，并将有关情况及时报送国家食品药品监督管理总局。

第六十三条　省、自治区、直辖市食品药品监督管理部门按照属地管理原则，对进口医疗器械代理人注册与备案相关工作实施日常监督管理。

第六十四条　设区的市级食品药品监督管理部门应当定期对备案工作开展检查，并及时向省、自治区、直辖市食品药品监督管理部门报送相关信息。

第六十五条　已注册的医疗器械有法律、法规规定应当注销的情形，或者注册证有效期未满但注册人主动提出注销的，食品药品监督管理部门应当依法注销，并向社会公布。

第六十六条　已注册的医疗器械，其管理类别由高类别调整为低类别的，在有效期内的医疗器械注册证继续有效。如需延续的，注册人应当在医疗器械注册证有效期届满6个月前，按照改变后的类别向食品药品监督管理部门申请延续注册或者办理备案。

医疗器械管理类别由低类别调整为高类别的，注册人应当依照本办法第五章的规定，按照改变后的类别向食品药品监督管理部门申请注册。国家食品药品监督管理总局在管理类别调整通知中应当对完成调整的时限做出规定。

第六十七条　省、自治区、直辖市食品药品监督管理部门违反本办法规定实施医疗器械注册的，由国家食品药品监督管理总局责令限期改正；逾期不改正的，国家食品药品监督管理总局可以直接公告撤销该医疗器械注册证。

第六十八条　食品药品监督管理部门、相关技术机构及其工作人员，对申请人或者备案人提交的试验数据和技术秘密负有保密义务。

第十章　法律责任

第六十九条　提供虚假资料或者采取其他欺骗手段取得医疗器械注册证的，按照《医疗器械监督管理条例》第六十四条第一款的规定予以处罚。

备案时提供虚假资料的，按照《医疗器械监督管理条例》第六十五条第二款的规定予以处罚。

第七十条　伪造、变造、买卖、出租、出借医疗器械注册证的，按照《医疗器械监督管理条例》第六十四条第二款的规定予以处罚。

第七十一条　违反本办法规定，未依法办理第一类医疗器械变更备案或者第二类、第三类医疗器械注册登记事项变更的，按照《医疗器械监督管理条例》有关未备案的情形予以处罚。

第七十二条　违反本办法规定，未依法办理医疗器械注册许可事项变更的，按照《医疗器械监督管理条例》有关未取得医疗器械注册证的情形予以处罚。

第七十三条　申请人未按照《医疗器械监督管理条例》和本办法规定开展

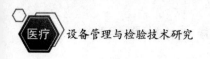

临床试验的，由县级以上食品药品监督管理部门责令改正，可以处3万元以下罚款；情节严重的，应当立即停止临床试验，已取得临床试验批准文件的，予以注销。

第十一章 附 则

第七十四条　医疗器械注册或者备案单元原则上以产品的技术原理、结构组成、性能指标和适用范围为划分依据。

第七十五条　医疗器械注册证中"结构及组成"栏内所载明的组合部件，以更换耗材、售后服务、维修等为目的，用于原注册产品的，可以单独销售。

第七十六条　医疗器械注册证格式由国家食品药品监督管理总局统一制定。

注册证编号的编排方式为：

×1械注×2×××3×4××5×××6。其中：

×1为注册审批部门所在地的简称：

境内第三类医疗器械、进口第二类、第三类医疗器械为"国"字；

境内第二类医疗器械为注册审批部门所在地省、自治区、直辖市简称；

×2为注册形式：

"准"字适用于境内医疗器械；

"进"字适用于进口医疗器械；

"许"字适用于香港、澳门、台湾地区的医疗器械；

×××3为首次注册年份；

×4为产品管理类别；

××5为产品分类编码；

×××6为首次注册流水号。

延续注册的，×××3和×××6数字不变。产品管理类别调整的，应当重新编号。

第七十七条　第一类医疗器械备案凭证编号的编排方式为：

×1械备×××2×××3号。

其中：

×1为备案部门所在地的简称：

进口第一类医疗器械为"国"字；

境内第一类医疗器械为备案部门所在地省、自治区、直辖市简称加所在地设区的市级行政区域的简称（无相应设区的市级行政区域时，仅为省、自治区、直辖市的简称）；

××××2为备案年份；

××××3为备案流水号。

第七十八条　按医疗器械管理的体外诊断试剂的注册与备案适用《体外诊断试剂注册管理办法》。

第七十九条　医疗器械应急审批程序和创新医疗器械特别审批程序由国家食品药品监督管理总局另行制定。

第八十条　根据工作需要，国家食品药品监督管理总局可以委托省、自治区、直辖市食品药品监督管理部门或者技术机构、相关社会组织承担医疗器械注册有关的具体工作。

第八十一条　医疗器械产品注册收费项目、收费标准按照国务院财政、价格主管部门的有关规定执行。

第八十二条　本办法自2014年10月1日起施行。2004年8月9日公布的《医疗器械注册管理办法》（原国家食品药品监督管理局令第16号）同时废止。

三、《医疗器械说明书和标签管理规定》

医疗器械说明书和标签管理规定

（国家食品药品监督管理总局令第6号2014年7月30日发布；

自2014年10月1日起施行）

第一条　为规范医疗器械说明书和标签，保证医疗器械使用的安全，根据《医疗器械监督管理条例》，制定本规定。

第二条　凡在中华人民共和国境内销售、使用的医疗器械，应当按照本规定要求附有说明书和标签。

第三条　医疗器械说明书是指由医疗器械注册人或者备案人制作，随产品提供给用户，涵盖该产品安全有效的基本信息，用以指导正确安装、调试、操作、

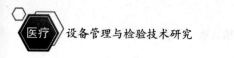

使用、维护、保养的技术文件。

医疗器械标签是指在医疗器械或者其包装上附有的用于识别产品特征和标明安全警示等信息的文字说明及图形、符号。

第四条　医疗器械说明书和标签的内容应当科学、真实、完整、准确，并与产品特性相一致。

医疗器械说明书和标签的内容应当与经注册或者备案的相关内容一致。

医疗器械标签的内容应当与说明书有关内容相符合。

第五条　医疗器械说明书和标签对疾病名称、专业名词、诊断治疗过程和结果的表述，应当采用国家统一发布或者规范的专用词汇，度量衡单位应当符合国家相关标准的规定。

第六条　医疗器械说明书和标签中使用的符号或者识别颜色应当符合国家相关标准的规定；无相关标准规定的，该符号及识别颜色应当在说明书中描述。

第七条　医疗器械最小销售单元应当附有说明书。

医疗器械的使用者应当按照说明书使用医疗器械。

第八条　医疗器械的产品名称应当使用通用名称，通用名称应当符合国家食品药品监督管理总局制定的医疗器械命名规则。第二类、第三类医疗器械的产品名称应当与医疗器械注册证中的产品名称一致。

产品名称应当清晰地标明在说明书和标签的显著位置。

第九条　医疗器械说明书和标签文字内容应当使用中文，中文的使用应当符合国家通用的语言文字规范。医疗器械说明书和标签可以附加其他文种，但应当以中文表述为准。

医疗器械说明书和标签中的文字、符号、表格、数字、图形等应当准确、清晰、规范。

第十条　医疗器械说明书一般应当包括以下内容。

（一）产品名称、型号、规格。

（二）注册人或者备案人的名称、住所、联系方式及售后服务单位，进口医疗器械还应当载明代理人的名称、住所及联系方式。

（三）生产企业的名称、住所、生产地址、联系方式及生产许可证编号或者生产备案凭证编号，委托生产的还应当标注受托企业的名称、住所、生产地址、生产许可证编号或者生产备案凭证编号。

（四）医疗器械注册证编号或者备案凭证编号。

（五）产品技术要求的编号。

（六）产品性能、主要结构组成或者成分、适用范围。

（七）禁忌征、注意事项、警示以及提示的内容。

（八）安装和使用说明或者图示，由消费者个人自行使用的医疗器械还应当具有安全使用的特别说明。

（九）产品维护和保养方法，特殊储存、运输条件、方法。

（十）生产日期，使用期限或者失效日期。

（十一）配件清单，包括配件、附属品、损耗品更换周期以及更换方法的说明等。

（十二）医疗器械标签所用的图形、符号、缩写等内容的解释。

（十三）说明书的编制或者修订日期。

（十四）其他应当标注的内容。

第十一条　医疗器械说明书中有关注意事项、警示以及提示性内容主要包括：

（一）产品使用的对象。

（二）潜在的安全危害及使用限制。

（三）产品在正确使用过程中出现意外时，对操作者、使用者的保护措施以及应当采取的应急和纠正措施。

（四）必要的监测、评估、控制手段。

（五）一次性使用产品应当注明"一次性使用"字样或者符号，已灭菌产品应当注明灭菌方式以及灭菌包装损坏后的处理方法，使用前需要消毒或者灭菌的应当说明消毒或者灭菌的方法。

（六）产品需要同其他医疗器械一起安装或者联合使用时，应当注明联合使用器械的要求、使用方法、注意事项。

（七）在使用过程中，与其他产品可能产生的相互干扰及其可能出现的危害。

（八）产品使用中可能带来的不良事件或者产品成分中含有的可能引起副作用的成分或者辅料。

（九）医疗器械废弃处理时应当注意的事项，产品使用后需要处理的，应当

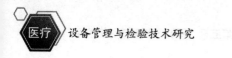

注明相应的处理方法。

（十）根据产品特性，应当提示操作者、使用者注意的其他事项。

第十二条　重复使用的医疗器械应当在说明书中明确重复使用的处理过程，包括清洁、消毒、包装及灭菌的方法和重复使用的次数或者其他限制。

第十三条　医疗器械标签一般应当包括以下内容。

（一）产品名称、型号、规格。

（二）注册人或者备案人的名称、住所、联系方式，进口医疗器械还应当载明代理人的名称、住所及联系方式。

（三）医疗器械注册证编号或者备案凭证编号。

（四）生产企业的名称、住所、生产地址、联系方式及生产许可证编号或者生产备案凭证编号，委托生产的还应当标注受托企业的名称、住所、生产地址、生产许可证编号或者生产备案凭证编号。

（五）生产日期，使用期限或者失效日期。

（六）电源连接条件、输入功率。

（七）根据产品特性应当标注的图形、符号以及其他相关内容。

（八）必要的警示、注意事项。

（九）特殊储存、操作条件或者说明。

（十）使用中对环境有破坏或者负面影响的医疗器械，其标签应当包含警示标志或者中文警示说明。

（十一）带放射或者辐射的医疗器械，其标签应当包含警示标志或者中文警示说明。

医疗器械标签因位置或者大小受限而无法全部标明上述内容的，至少应当标注产品名称、型号、规格、生产日期和使用期限或者失效日期，并在标签中明确"其他内容详见说明书"。

第十四条　医疗器械说明书和标签不得有下列内容：

（一）含有"疗效最佳"、"保证治愈"、"包治"、"根治"、"即刻见效"、"完全无毒副作用"等表示功效的断言或者保证的。

（二）含有"最高技术"、"最科学"、"最先进"、"最佳"等绝对化语言和表示的。

（三）说明治愈率或者有效率的。

（四）与其他企业产品的功效和安全性相比较的。

（五）含有"保险公司保险"、"无效退款"等承诺性语言的。

（六）利用任何单位或者个人的名义、形象作证明或者推荐的。

（七）含有误导性说明，使人感到已经患某种疾病，或者使人误解不使用该医疗器械会患某种疾病或者加重病情的表述，以及其他虚假、夸大、误导性的内容。

（八）法律、法规规定禁止的其他内容。

第十五条 医疗器械说明书应当由注册申请人或者备案人在医疗器械注册或者备案时，提交食品药品监督管理部门审查或者备案，提交的说明书内容应当与其他注册或者备案资料相符合。

第十六条 经食品药品监督管理部门注册审查的医疗器械说明书的内容不得擅自更改。

已注册的医疗器械发生注册变更的，申请人应当在取得变更文件后，依据变更文件自行修改说明书和标签。

说明书的其他内容发生变化的，应当向医疗器械注册的审批部门书面告知，并提交说明书更改情况对比说明等相关文件。审批部门自收到书面告知之日起20个工作日内未发出不予同意通知件的，说明书更改生效。

第十七条 已备案的医疗器械，备案信息表中登载内容、备案产品技术要求以及说明书其他内容发生变化的，备案人自行修改说明书和标签的相关内容。

第十八条 说明书和标签不符合本规定要求的，由县级以上食品药品监督管理部门按照《医疗器械监督管理条例》第六十七条的规定予以处罚。

第十九条 本规定自2014年10月1日起施行。2004年7月8日公布的《医疗器械说明书、标签和包装标识管理规定》（原国家食品药品监督管理局令第10号）同时废止。

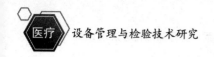

四、《医疗器械经营监督管理办法》

医疗器械经营监督管理办法

（2014年6月27日国家食品药品监督管理总局局务会议审议通过；
2014年7月30日发布自2014年10月1日起施行）

第一章 总 则

第一条 为加强医疗器械经营监督管理，规范医疗器械经营行为，保证医疗器械安全、有效，根据《医疗器械监督管理条例》，制定本办法。

第二条 在中华人民共和国境内从事医疗器械经营活动及其监督管理，应当遵守本办法。

第三条 国家食品药品监督管理总局负责全国医疗器械经营监督管理工作。县级以上食品药品监督管理部门负责本行政区域的医疗器械经营监督管理工作。

上级食品药品监督管理部门负责指导和监督下级食品药品监督管理部门开展医疗器械经营监督管理工作。

第四条 按照医疗器械风险程度，医疗器械经营实施分类管理。

经营第一类医疗器械不需许可和备案，经营第二类医疗器械实行备案管理，经营第三类医疗器械实行许可管理。

第五条 国家食品药品监督管理总局制定医疗器械经营质量管理规范并监督实施。

第六条 食品药品监督管理部门依法及时公布医疗器械经营许可和备案信息。申请人可以查询审批进度和审批结果，公众可以查阅审批结果。

第二章 经营许可与备案管理

第七条 从事医疗器械经营，应当具备以下条件。

（一）具有与经营范围和经营规模相适应的质量管理机构或者质量管理人员，质量管理人员应当具有国家认可的相关专业学历或者职称。

（二）具有与经营范围和经营规模相适应的经营、C存场所。

（三）具有与经营范围和经营规模相适应的贮存条件，全部委托其他医疗器械经营企业贮存的可以不设立库房。

（四）具有与经营的医疗器械相适应的质量管理制度。

（五）具备与经营的医疗器械相适应的专业指导、技术培训和售后服务的能力，或者约定由相关机构提供技术支持。

从事第三类医疗器械经营的企业还应当具有符合医疗器械经营质量管理要求的计算机信息管理系统，保证经营的产品可追溯。鼓励从事第一类、第二类医疗器械经营的企业建立符合医疗器械经营质量管理要求的计算机信息管理系统。

第八条　从事第三类医疗器械经营的，经营企业应当向所在地设区的市级食品药品监督管理部门提出申请，并提交以下资料。

（一）营业执照和组织机构代码证复印件。

（二）法定代表人、企业负责人、质量负责人的身份证明、学历或者职称证明复印件。

（三）组织机构与部门设置说明。

（四）经营范围、经营方式说明。

（五）经营场所、库房地址的地理位置图、平面图、房屋产权证明文件或者租赁协议（附房屋产权证明文件）复印件。

（六）经营设施、设备目录。

（七）经营质量管理制度、工作程序等文件目录。

（八）计算机信息管理系统基本情况介绍和功能说明。

（九）经办人授权证明。

（十）其他证明材料。

第九条　对于申请人提出的第三类医疗器械经营许可申请，设区的市级食品药品监督管理部门应当根据下列情况分别做出处理。

（一）申请事项属于其职权范围，申请资料齐全、符合法定形式的，应当受理申请。

（二）申请资料不齐全或者不符合法定形式的，应当当场或者在5个工作日内一次告知申请人需要补正的全部内容，逾期不告知的，自收到申请资料之日起即为受理。

（三）申请资料存在可以当场更正的错误的，应当允许申请人当场更正。

（四）申请事项不属于本部门职权范围的，应当即时做出不予受理的决定，并告知申请人向有关行政部门申请。

设区的市级食品药品监督管理部门受理或者不予受理医疗器械经营许可申请的，应当出具受理或者不予受理的通知书。

第十条　设区的市级食品药品监督管理部门应当自受理之日起30个工作日内对申请资料进行审核，并按照医疗器械经营质量管理规范的要求开展现场核查。需要整改的，整改时间不计入审核时限。

符合规定条件的，依法做出准予许可的书面决定，并于10个工作日内发给《医疗器械经营许可证》；不符合规定条件的，做出不予许可的书面决定，并说明理由。

第十一条　医疗器械经营许可申请直接涉及申请人与他人之间重大利益关系的，食品药品监督管理部门应当告知申请人、利害关系人依照法律、法规以及国家食品药品监督管理总局的有关规定享有申请听证的权利；在对医疗器械经营许可进行审查时，食品药品监督管理部门认为涉及公共利益的重大许可事项，应当向社会公告，并举行听证。

第十二条　从事第二类医疗器械经营的，经营企业应当向所在地设区的市级食品药品监督管理部门备案，填写第二类医疗器械经营备案表，并提交本办法第八条规定的资料（第八项除外）。

第十三条　食品药品监督管理部门应当当场对企业提交资料的完整性进行核对，符合规定的予以备案，发给第二类医疗器械经营备案凭证。

第十四条　设区的市级食品药品监督管理部门应当在医疗器械经营企业备案之日起3个月内，按照医疗器械经营质量管理规范的要求对第二类医疗器械经营企业开展现场核查。

第十五条　《医疗器械经营许可证》有效期为5年，载明许可证编号、企业名称、法定代表人、企业负责人、住所、经营场所、经营方式、经营范围、库房地址、发证部门、发证日期和有效期限等事项。

医疗器械经营备案凭证应当载明编号、企业名称、法定代表人、企业负责人、住所、经营场所、经营方式、经营范围、库房地址、备案部门、备案日期等事项。

第十六条 《医疗器械经营许可证》事项的变更分为许可事项变更和登记事项变更。

许可事项变更包括经营场所、经营方式、经营范围、库房地址的变更。

登记事项变更是指上述事项以外其他事项的变更。

第十七条 许可事项变更的，应当向原发证部门提出《医疗器械经营许可证》变更申请，并提交本办法第八条规定中涉及变更内容的有关资料。

跨行政区域设置库房的，应当向库房所在地设区的市级食品药品监督管理部门办理备案。

原发证部门应当自收到变更申请之日起15个工作日内进行审核，并做出准予变更或者不予变更的决定；需要按照医疗器械经营质量管理规范的要求开展现场核查的，自收到变更申请之日起30个工作日内做出准予变更或者不予变更的决定。不予变更的，应当书面说明理由并告知申请人。变更后的《医疗器械经营许可证》编号和有效期限不变。

第十八条 新设立独立经营场所的，应当单独申请医疗器械经营许可或者备案。

第十九条 登记事项变更的，医疗器械经营企业应当及时向设区的市级食品药品监督管理部门办理变更手续。

第二十条 因分立、合并而存续的医疗器械经营企业，应当依照本办法规定申请变更许可；因企业分立、合并而解散的，应当申请注销《医疗器械经营许可证》；因企业分立、合并而新设立的，应当申请办理《医疗器械经营许可证》。

第二十一条 医疗器械注册人、备案人或者生产企业在其住所或者生产地址销售医疗器械，不需办理经营许可或者备案；在其他场所贮存并现货销售医疗器械的，应当按照规定办理经营许可或者备案。

第二十二条 《医疗器械经营许可证》有效期届满需要延续的，医疗器械经营企业应当在有效期届满6个月前，向原发证部门提出《医疗器械经营许可证》延续申请。

原发证部门应当按照本办法第十条的规定对延续申请进行审核，必要时开展现场核查，在《医疗器械经营许可证》有效期届满前做出是否准予延续的决定。符合规定条件的，准予延续，延续后的《医疗器械经营许可证》编号不变。不符合规定条件的，责令限期整改；整改后仍不符合规定条件的，不予延续，并书面

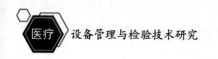

说明理由。逾期未做出决定的，视为准予延续。

第二十三条　医疗器械经营备案凭证中企业名称、法定代表人、企业负责人、住所、经营场所、经营方式、经营范围、库房地址等备案事项发生变化的，应当及时变更备案。

第二十四条　《医疗器械经营许可证》遗失的，医疗器械经营企业应当立即在原发证部门指定的媒体上登载遗失声明。自登载遗失声明之日起满1个月后，向原发证部门申请补发。原发证部门及时补发《医疗器械经营许可证》。

补发的《医疗器械经营许可证》编号和有效期限与原证一致。

第二十五条　医疗器械经营备案凭证遗失的，医疗器械经营企业应当及时向原备案部门办理补发手续。

第二十六条　医疗器械经营企业因违法经营被食品药品监督管理部门立案调查但尚未结案的，或者收到行政处罚决定但尚未履行的，设区的市级食品药品监督管理部门应当中止许可，直至案件处理完毕。

第二十七条　医疗器械经营企业有法律、法规规定应当注销的情形，或者有效期未满但企业主动提出注销的，设区的市级食品药品监督管理部门应当依法注销其《医疗器械经营许可证》，并在网站上予以公布。

第二十八条　设区的市级食品药品监督管理部门应当建立《医疗器械经营许可证》核发、延续、变更、补发、撤销、注销等许可档案和医疗器械经营备案信息档案。

第二十九条　任何单位以及个人不得伪造、变造、买卖、出租、出借《医疗器械经营许可证》和医疗器械经营备案凭证。

第三章　经营质量管理

第三十条　医疗器械经营企业应当按照医疗器械经营质量管理规范要求，建立覆盖质量管理全过程的经营管理制度，并做好相关记录，保证经营条件和经营行为持续符合要求。

第三十一条　医疗器械经营企业对其办事机构或者销售人员以本企业名义从事的医疗器械购销行为承担法律责任。医疗器械经营企业销售人员销售医疗器械，应当提供加盖本企业公章的授权书。授权书应当载明授权销售的品种、地域、期限，注明销售人员的身份证号码。

第三十二条　医疗器械经营企业应当建立并执行进货查验记录制度。从事第二类、第三类医疗器械批发业务以及第三类医疗器械零售业务的经营企业应当建立销售记录制度。进货查验记录和销售记录信息应当真实、准确、完整。

从事医疗器械批发业务的企业，其购进、贮存、销售等记录应当符合可追溯要求。

进货查验记录和销售记录应当保存至医疗器械有效期后2年；无有效期的，不得少于5年。植入类医疗器械进货查验记录和销售记录应当永久保存。

鼓励其他医疗器械经营企业建立销售记录制度。

第三十三条　医疗器械经营企业应当从具有资质的生产企业或者经营企业购进医疗器械。

医疗器械经营企业应当与供货者约定质量责任和售后服务责任，保证医疗器械售后的安全使用。

与供货者或者相应机构约定由其负责产品安装、维修、技术培训服务的医疗器械经营企业，可以不设从事技术培训和售后服务的部门，但应当有相应的管理人员。

第三十四条　医疗器械经营企业应当采取有效措施，确保医疗器械运输、贮存过程符合医疗器械说明书或者标签标示要求，并做好相应记录，保证医疗器械质量安全。

说明书和标签标示要求低温、冷藏的，应当按照有关规定，使用低温、冷藏设施设备运输和贮存。

第三十五条　医疗器械经营企业委托其他单位运输医疗器械的，应当对承运方运输医疗器械的质量保障能力进行考核评估，明确运输过程中的质量责任，确保运输过程中的质量安全。

第三十六条　医疗器械经营企业为其他医疗器械生产经营企业提供贮存、配送服务的，应当与委托方签订书面协议，明确双方权利义务，并具有与产品贮存配送条件和规模相适应的设备设施，具备与委托方开展实时电子数据交换和实现产品经营全过程可追溯的计算机信息管理平台和技术手段。

第三十七条　从事医疗器械批发业务的经营企业应当销售给具有资质的经营企业或者使用单位。

第三十八条　医疗器械经营企业应当配备专职或者兼职人员负责售后管

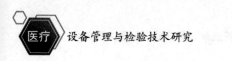

理，对客户投诉的质量问题应当查明原因，采取有效措施及时处理和反馈，并做好记录，必要时应当通知供货者及医疗器械生产企业。

第三十九条　医疗器械经营企业不具备原经营许可条件或者与备案信息不符且无法取得联系的，经原发证或者备案部门公示后，依法注销其《医疗器械经营许可证》或者在第二类医疗器械经营备案信息中予以标注，并向社会公告。

第四十条　第三类医疗器械经营企业应当建立质量管理自查制度，并按照医疗器械经营质量管理规范要求进行全项目自查，于每年年底前向所在地设区的市级食品药品监督管理部门提交年度自查报告。

第四十一条　第三类医疗器械经营企业自行停业一年以上，重新经营时，应当提前书面报告所在地设区的市级食品药品监督管理部门，经核查符合要求后方可恢复经营。

第四十二条　医疗器械经营企业不得经营未经注册或者备案、无合格证明文件以及过期、失效、淘汰的医疗器械。

第四十三条　医疗器械经营企业经营的医疗器械发生重大质量事故的，应当在24小时内报告所在地省、自治区、直辖市食品药品监督管理部门，省、自治区、直辖市食品药品监督管理部门应当立即报告国家食品药品监督管理总局。

第四章　监督管理

第四十四条　食品药品监督管理部门应当定期或者不定期对医疗器械经营企业符合经营质量管理规范要求的情况进行监督检查，督促企业规范经营活动。对第三类医疗器械经营企业按照医疗器械经营质量管理规范要求进行全项目自查的年度自查报告，应当进行审查，必要时开展现场核查。

第四十五条　省、自治区、直辖市食品药品监督管理部门应当编制本行政区域的医疗器械经营企业监督检查计划，并监督实施。设区的市级食品药品监督管理部门应当制定本行政区域的医疗器械经营企业的监管重点、检查频次和覆盖率，并组织实施。

第四十六条　食品药品监督管理部门组织监督检查，应当制定检查方案，明确检查标准，如实记录现场检查情况，将检查结果书面告知被检查企业。需要整改的，应当明确整改内容以及整改期限，并实施跟踪检查。

第四十七条　食品药品监督管理部门应当加强对医疗器械的抽查检验。

省级以上食品药品监督管理部门应当根据抽查检验结论及时发布医疗器械质量公告。

第四十八条　有下列情形之一的，食品药品监督管理部门应当加强现场检查：

（一）上一年度监督检查中存在严重问题的。

（二）因违反有关法律、法规受到行政处罚的。

（三）新开办的第三类医疗器械经营企业。

（四）食品药品监督管理部门认为需要进行现场检查的其他情形。

第四十九条　食品药品监督管理部门应当建立医疗器械经营日常监督管理制度，加强对医疗器械经营企业的日常监督检查。

第五十条　对投诉举报或者其他信息显示以及日常监督检查发现可能存在产品安全隐患的医疗器械经营企业，或者有不良行为记录的医疗器械经营企业，食品药品监督管理部门可以实施飞行检查。

第五十一条　有下列情形之一的，食品药品监督管理部门可以对医疗器械经营企业的法定代表人或者企业负责人进行责任约谈：

（一）经营存在严重安全隐患的。

（二）经营产品因质量问题被多次举报投诉或者媒体曝光的。

（三）信用等级评定为不良信用企业的。

（四）食品药品监督管理部门认为有必要开展责任约谈的其他情形。

第五十二条　食品药品监督管理部门应当建立医疗器械经营企业监管档案，记录许可和备案信息、日常监督检查结果、违法行为查处等情况，并对有不良信用记录的医疗器械经营企业实施重点监管。

第五章　法律责任

第五十三条　有下列情形之一的，由县级以上食品药品监督管理部门责令限期改正，给予警告；拒不改正的，处5000元以上2万元以下罚款：

（一）医疗器械经营企业未依照本办法规定办理登记事项变更的。

（二）医疗器械经营企业派出销售人员销售医疗器械，未按照本办法要求提供授权书的。

（三）第三类医疗器械经营企业未在每年年底前向食品药品监督管理部门提

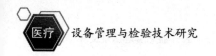

交年度自查报告的。

第五十四条 有下列情形之一的，由县级以上食品药品监督管理部门责令改正，处1万元以上3万元以下罚款。

（一）医疗器械经营企业经营条件发生变化，不再符合医疗器械经营质量管理规范要求，未按照规定进行整改的。

（二）医疗器械经营企业擅自变更经营场所或者库房地址、扩大经营范围或者擅自设立库房的。

（三）从事医疗器械批发业务的经营企业销售给不具有资质的经营企业或者使用单位的。

（四）医疗器械经营企业从不具有资质的生产、经营企业购进医疗器械的。

第五十五条 未经许可从事医疗器械经营活动，或者《医疗器械经营许可证》有效期届满后未依法办理延续、仍继续从事医疗器械经营的，按照《医疗器械监督管理条例》第六十三条的规定予以处罚。

第五十六条 提供虚假资料或者采取其他欺骗手段取得《医疗器械经营许可证》的，按照《医疗器械监督管理条例》第六十四条的规定予以处罚。

第五十七条 伪造、变造、买卖、出租、出借《医疗器械经营许可证》的，按照《医疗器械监督管理条例》第六十四条的规定予以处罚。

伪造、变造、买卖、出租、出借医疗器械经营备案凭证的，由县级以上食品药品监督管理部门责令改正，并处1万元以下罚款。

第五十八条 未依照本办法规定备案或者备案时提供虚假资料的，按照《医疗器械监督管理条例》第六十五条的规定予以处罚。

第五十九条 有下列情形之一的，由县级以上食品药品监督管理部门责令限期改正，并按照《医疗器械监督管理条例》第六十六条的规定予以处罚。

（一）经营不符合强制性标准或者不符合经注册或者备案的产品技术要求的医疗器械的。

（二）经营无合格证明文件、过期、失效、淘汰的医疗器械的。

（三）食品药品监督管理部门责令停止经营后，仍拒不停止经营医疗器械的。

第六十条 有下列情形之一的，由县级以上食品药品监督管理部门责令改正，并按照《医疗器械监督管理条例》第六十七条的规定予以处罚。

（一）经营的医疗器械的说明书、标签不符合有关规定的。

（二）未按照医疗器械说明书和标签标示要求运输、贮存医疗器械的。

第六十一条　有下列情形之一的，由县级以上食品药品监督管理部门责令改正，并按照《医疗器械监督管理条例》第六十八条的规定予以处罚。

（一）经营企业未依照本办法规定建立并执行医疗器械进货查验记录制度的。

（二）从事第二类、第三类医疗器械批发业务以及第三类医疗器械零售业务的经营企业未依照本办法规定建立并执行销售记录制度的。

第六章　附　则

第六十二条　本办法下列用语的含义是：

医疗器械经营，是指以购销的方式提供医疗器械产品的行为，包括采购、验收、贮存、销售、运输、售后服务等。

医疗器械批发，是指将医疗器械销售给具有资质的经营企业或者使用单位的医疗器械经营行为。

医疗器械零售，是指将医疗器械直接销售给消费者的医疗器械经营行为。

第六十三条　互联网医疗器械经营有关管理规定由国家食品药品监督管理总局另行制定。

第六十四条　《医疗器械经营许可证》和医疗器械经营备案凭证的格式由国家食品药品监督管理总局统一制定。

《医疗器械经营许可证》和医疗器械经营备案凭证由设区的市级食品药品监督管理部门印制。

《医疗器械经营许可证》编号的编排方式为：××食药监械经营许××××××××号。其中：

第一位×代表许可部门所在地省、自治区、直辖市的简称。

第二位×代表所在地设区的市级行政区域的简称。

第三到六位×代表4位数许可年份。

第七到十位×代表4位数许可流水号。

第二类医疗器械经营备案凭证备案编号的编排方式为：××食药监械经营备

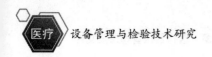

×××××××××号。其中：

第一位×代表备案部门所在地省、自治区、直辖市的简称。

第二位×代表所在地设区的市级行政区域的简称。

第三到六位×代表4位数备案年份。

第七到十位×代表4位数备案流水号。

第六十五条 《医疗器械经营许可证》和医疗器械经营备案凭证列明的经营范围按照医疗器械管理类别、分类编码及名称确定。医疗器械管理类别、分类编码及名称按照国家食品药品监督管理总局发布的医疗器械分类目录核定。

第六十六条 本办法自2014年10月1日起施行。2004年8月9日公布的《医疗器械经营企业许可证管理办法》（原国家食品药品监督管理局令第15号）同时废止。

五、《医疗器械使用质量监督管理办法》

医疗器械使用质量监督管理办法

（2015年9月29日国家食品药品监督管理总局局务会议审议通过；
2015年10月21日发布自2016年2月1日起施行）

第一章 总 则

第一条 为加强医疗器械使用质量监督管理，保证医疗器械使用安全、有效，根据《医疗器械监督管理条例》，制定本办法。

第二条 使用环节的医疗器械质量管理及其监督管理，应当遵守本办法。

第三条 国家食品药品监督管理总局负责全国医疗器械使用质量监督管理工作。县级以上地方食品药品监督管理部门负责本行政区域的医疗器械使用质量监督管理工作。

上级食品药品监督管理部门负责指导和监督下级食品药品监督管理部门开展医疗器械使用质量监督管理工作。

第四条 医疗器械使用单位应当按照本办法，配备与其规模相适应的医疗器械质量管理机构或者质量管理人员，建立覆盖质量管理全过程的使用质量管理制度，承担本单位使用医疗器械的质量管理责任。

鼓励医疗器械使用单位采用信息化技术手段进行医疗器械质量管理。

第五条　医疗器械生产经营企业销售的医疗器械应当符合强制性标准以及经注册或者备案的产品技术要求。医疗器械生产经营企业应当按照与医疗器械使用单位的合同约定，提供医疗器械售后服务，指导和配合医疗器械使用单位开展质量管理工作。

第六条　医疗器械使用单位发现所使用的医疗器械发生不良事件或者可疑不良事件的，应当按照医疗器械不良事件监测的有关规定报告并处理。

第二章　采购、验收与贮存

第七条　医疗器械使用单位应当对医疗器械采购实行统一管理，由其指定的部门或者人员统一采购医疗器械，其他部门或者人员不得自行采购。

第八条　医疗器械使用单位应当从具有资质的医疗器械生产经营企业购进医疗器械，索取、查验供货者资质、医疗器械注册证或者备案凭证等证明文件。对购进的医疗器械应当验明产品合格证明文件，并按规定进行验收。对有特殊储运要求的医疗器械还应当核实储运条件是否符合产品说明书和标签标示的要求。

第九条　医疗器械使用单位应当真实、完整、准确地记录进货查验情况。进货查验记录应当保存至医疗器械规定使用期限届满后2年或者使用终止后2年。大型医疗器械进货查验记录应当保存至医疗器械规定使用期限届满后5年或者使用终止后5年；植入性医疗器械进货查验记录应当永久保存。

医疗器械使用单位应当妥善保存购入第三类医疗器械的原始资料，确保信息具有可追溯性。

第十条　医疗器械使用单位贮存医疗器械的场所、设施及条件应当与医疗器械品种、数量相适应，符合产品说明书、标签标示的要求及使用安全、有效的需要；对温度、湿度等环境条件有特殊要求的，还应当监测和记录贮存区域的温度、湿度等数据。

第十一条　医疗器械使用单位应当按照贮存条件、医疗器械有效期限等要求对贮存的医疗器械进行定期检查并记录。

第十二条　医疗器械使用单位不得购进和使用未依法注册或者备案、无合格证明文件以及过期、失效、淘汰的医疗器械。

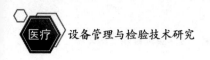

第三章 使用、维护与转让

第十三条 医疗器械使用单位应当建立医疗器械使用前质量检查制度。在使用医疗器械前，应当按照产品说明书的有关要求进行检查。

使用无菌医疗器械前，应当检查直接接触医疗器械的包装及其有效期限。包装破损、标示不清、超过有效期限或者可能影响使用安全、有效的，不得使用。

第十四条 医疗器械使用单位对植入和介入类医疗器械应当建立使用记录，植入性医疗器械使用记录永久保存，相关资料应当纳入信息化管理系统，确保信息可追溯。

第十五条 医疗器械使用单位应当建立医疗器械维护维修管理制度。对需要定期检查、检验、校准、保养、维护的医疗器械，应当按照产品说明书的要求进行检查、检验、校准、保养、维护并记录，及时进行分析、评估，确保医疗器械处于良好状态。

对使用期限长的大型医疗器械，应当逐台建立使用档案，记录其使用、维护等情况。记录保存期限不得少于医疗器械规定使用期限届满后5年或者使用终止后5年。

第十六条 医疗器械使用单位应当按照产品说明书等要求使用医疗器械。一次性使用的医疗器械不得重复使用，对使用过的应当按照国家有关规定销毁并记录。

第十七条 医疗器械使用单位可以按照合同的约定要求医疗器械生产经营企业提供医疗器械维护维修服务，也可以委托有条件和能力的维修服务机构进行医疗器械维护维修，或者自行对在用医疗器械进行维护维修。

医疗器械使用单位委托维修服务机构或者自行对在用医疗器械进行维护维修的，医疗器械生产经营企业应当按照合同的约定提供维护手册、维修手册、软件备份、故障代码表、备件清单、零部件、维修密码等维护维修必需的材料和信息。

第十八条 由医疗器械生产经营企业或者维修服务机构对医疗器械进行维护维修的，应当在合同中约定明确的质量要求、维修要求等相关事项，医疗器械使用单位应当在每次维护维修后索取并保存相关记录；医疗器械使用单位自行对医疗器械进行维护维修的，应当加强对从事医疗器械维护维修的技术人员的培训考核，并建立培训档案。

第十九条　医疗器械使用单位发现使用的医疗器械存在安全隐患的，应当立即停止使用，通知检修；经检修仍不能达到使用安全标准的，不得继续使用，并按照有关规定处置。

第二十条　医疗器械使用单位之间转让在用医疗器械，转让方应当确保所转让的医疗器械安全、有效，并提供产品合法证明文件。

转让双方应当签订协议，移交产品说明书、使用和维修记录档案复印件等资料，并经有资质的检验机构检验合格后方可转让。受让方应当参照本办法第八条关于进货查验的规定进行查验，符合要求后方可使用。

不得转让未依法注册或者备案、无合格证明文件或者检验不合格，以及过期、失效、淘汰的医疗器械。

第二十一条　医疗器械使用单位接受医疗器械生产经营企业或者其他机构、个人捐赠医疗器械的，捐赠方应当提供医疗器械的相关合法证明文件，受赠方应当参照本办法第八条关于进货查验的规定进行查验，符合要求后方可使用。

不得捐赠未依法注册或者备案、无合格证明文件或者检验不合格，以及过期、失效、淘汰的医疗器械。

医疗器械使用单位之间捐赠在用医疗器械的，参照本办法第二十条关于转让在用医疗器械的规定办理。

第四章　监督管理

第二十二条　食品药品监督管理部门按照风险管理原则，对使用环节的医疗器械质量实施监督管理，

设区的市级食品药品监督管理部门应当编制并实施本行政区域的医疗器械使用单位年度监督检查计划，确定监督检查的重点、频次和覆盖率。对存在较高风险的医疗器械、有特殊储运要求的医疗器械以及有不良信用记录的医疗器械使用单位等，应当实施重点监管。

年度监督检查计划及其执行情况应当报告省、自治区、直辖市食品药品监督管理部门。

第二十三条　食品药品监督管理部门对医疗器械使用单位建立、执行医疗器

械使用质量管理制度的情况进行监督检查，应当记录监督检查结果，并纳入监督管理档案。

食品药品监督管理部门对医疗器械使用单位进行监督检查时，可以对相关的医疗器械生产经营企业、维修服务机构等进行延伸检查。

医疗器械使用单位、生产经营企业和维修服务机构等应当配合食品药品监督管理部门的监督检查，如实提供有关情况和资料，不得拒绝和隐瞒。

第二十四条 医疗器械使用单位应当按照本办法和本单位建立的医疗器械使用质量管理制度，每年对医疗器械质量管理工作进行全面自查，并形成自查报告。食品药品监督管理部门在监督检查中对医疗器械使用单位的自查报告进行抽查。

第二十五条 食品药品监督管理部门应当加强对使用环节医疗器械的抽查检验。省级以上食品药品监督管理部门应当根据抽查检验结论，及时发布医疗器械质量公告。

第二十六条 个人和组织发现医疗器械使用单位有违反本办法的行为，有权向医疗器械使用单位所在地食品药品监督管理部门举报。接到举报的食品药品监督管理部门应当及时核实、处理。经查证属实的，应当按照有关规定对举报人给予奖励。

第五章 法律责任

第二十七条 医疗器械使用单位有下列情形之一的，由县级以上食品药品监督管理部门按照《医疗器械监督管理条例》第六十六条的规定予以处罚。

（一）使用不符合强制性标准或者不符合经注册或者备案的产品技术要求的医疗器械的。

（二）使用无合格证明文件、过期、失效、淘汰的医疗器械，或者使用未依法注册的医疗器械的。

第二十八条 医疗器械使用单位有下列情形之一的，由县级以上食品药品监督管理部门按照《医疗器械监督管理条例》第六十七条的规定予以处罚。

（一）未按照医疗器械产品说明书和标签标示要求贮存医疗器械的。

（二）转让或者捐赠过期、失效、淘汰、检验不合格的在用医疗器械的。

第二十九条 医疗器械使用单位有下列情形之一的，由县级以上食品药品监督管理部门按照《医疗器械监督管理条例》第六十八条的规定予以处罚。

（一）未建立并执行医疗器械进货查验制度，未查验供货者的资质，或者未真实、完整、准确地记录进货查验情况的。

（二）未按照产品说明书的要求进行定期检查、检验、校准、保养、维护并记录的。

（三）发现使用的医疗器械存在安全隐患未立即停止使用、通知检修，或者继续使用经检修仍不能达到使用安全标准的医疗器械的。

（四）未妥善保存购入第三类医疗器械的原始资料的。

（五）未按规定建立和保存植入和介入类医疗器械使用记录的。

第三十条　医疗器械使用单位有下列情形之一的，由县级以上食品药品监督管理部门责令限期改正，给予警告；拒不改正的，处1万元以下罚款。

（一）未按规定配备与其规模相适应的医疗器械质量管理机构或者质量管理人员，或者未按规定建立覆盖质量管理全过程的使用质量管理制度的。

（二）未按规定由指定的部门或者人员统一采购医疗器械的。

（三）购进、使用未备案的第一类医疗器械，或者从未备案的经营企业购进第二类医疗器械的。

（四）贮存医疗器械的场所、设施及条件与医疗器械品种、数量不相适应的，或者未按照贮存条件、医疗器械有效期限等要求对贮存的医疗器械进行定期检查并记录的。

（五）未按规定建立、执行医疗器械使用前质量检查制度的。

（六）未按规定索取、保存医疗器械维护维修相关记录的。

（七）未按规定对本单位从事医疗器械维护维修的相关技术人员进行培训考核、建立培训档案的。

（八）未按规定对其医疗器械质量管理工作进行自查、形成自查报告的。

第三十一条　医疗器械生产经营企业违反本办法第十七条规定，未按要求提供维护维修服务，或者未按要求提供维护维修所必需的材料和信息的，由县级以上食品药品监督管理部门给予警告，责令限期改正；情节严重或者拒不改正的，处5000元以上2万元以下罚款。

第三十二条　医疗器械使用单位、生产经营企业和维修服务机构等不配合食品药品监督管理部门的监督检查，或者拒绝、隐瞒、不如实提供有关情况和资料

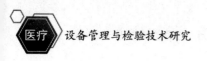

的，由县级以上食品药品监督管理部门责令改正，给予警告，可以并处2万元以下罚款。

<h2 style="text-align:center">第六章 附 则</h2>

第三十三条 用于临床试验的试验用医疗器械的质量管理，按照医疗器械临床试验等有关规定执行。

第三十四条 对使用环节的医疗器械使用行为的监督管理，按照国家卫生和计划生育委员会的有关规定执行。

第三十五条 本办法自2016年2月1日起施行。

六、《医疗器械临床试验质量管理规范》

<h2 style="text-align:center">医疗器械临床试验质量管理规范</h2>

（国家食品药品监督管理总局、国家卫生和计划生育委员会令第25号
2016年3月1日发布；自2016年6月1日起施行）

<h2 style="text-align:center">第一章 总 则</h2>

第一条 为加强对医疗器械临床试验的管理，维护医疗器械临床试验过程中受试者权益，保证医疗器械临床试验过程规范，结果真实、科学、可靠和可追溯，根据《医疗器械监督管理条例》，制定本规范。

第二条 在中华人民共和国境内开展医疗器械临床试验，应当遵循本规范。本规范涵盖医疗器械临床试验全过程，包括临床试验的方案设计、实施、监查、核查、检查，以及数据的采集、记录，分析总结和报告等。

第三条 本规范所称医疗器械临床试验，是指在经资质认定的医疗器械临床试验机构中，对拟申请注册的医疗器械在正常使用条件下的安全性和有效性进行确认或者验证的过程。

第四条 医疗器械临床试验应当遵循依法原则、伦理原则和科学原则。

第五条 省级以上食品药品监督管理部门负责对医疗器械临床试验的监督管理。

卫生计生主管部门在职责范围内加强对医疗器械临床试验的管理。

食品药品监督管理部门、卫生计生主管部门应当建立医疗器械临床试验质量管理信息通报机制，加强第三类医疗器械、列入国家大型医用设备配置管理品目的医疗器械开展临床试验审批情况以及相应的临床试验监督管理数据的信息通报。

第二章　临床试验前准备

第六条　进行医疗器械临床试验应当有充分的科学依据和明确的试验目的，并权衡对受试者和公众健康预期的受益以及风险，预期的受益应当超过可能出现的损害。

第七条　临床试验前，申办者应当完成试验用医疗器械的临床前研究，包括产品设计（结构组成、工作原理和作用机理、预期用途以及适用范围、适用的技术要求）和质量检验、动物试验以及风险分析等，且结果应当能够支持该项临床试验。质量检验结果包括自检报告和具有资质的检验机构出具的一年内的产品注册检验合格报告。

第八条　临床试验前，申办者应当准备充足的试验用医疗器械。试验用医疗器械的研制应当符合适用的医疗器械质量管理体系相关要求。

第九条　医疗器械临床试验应当在两个或者两个以上医疗器械临床试验机构中进行。

所选择的试验机构应当是经资质认定的医疗器械临床试验机构，且设施和条件应当满足安全有效地进行临床试验的需要。研究者应当具备承担该项临床试验的专业特长、资格和能力，并经过培训。医疗器械临床试验机构资质认定管理办法由国家食品药品监督管理总局会同国家卫生和计划生育委员会另行制定。

第十条　临床试验前，申办者与临床试验机构和研究者应当就试验设计、试验质量控制、试验中的职责分工、申办者承担的临床试验相关费用以及试验中可能发生的伤害处理原则等达成书面协议。

第十一条　临床试验应当获得医疗器械临床试验机构伦理委员会的同意。列入需进行临床试验审批的第三类医疗器械目录的，还应当获得国家食品药品监督管理总局的批准。

第十二条　临床试验前，申办者应当向所在地省、自治区、直辖市食品药品

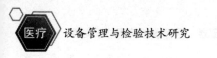

监督管理部门备案。

接受备案的食品药品监督管理部门应当将备案情况通报临床试验机构所在地的同级食品药品监督管理部门以及卫生计生主管部门。

第三章　受试者权益保障

第十三条　医疗器械临床试验应当遵循《世界医学大会赫尔辛基宣言》确定的伦理准则。

第十四条　伦理审查与知情同意是保障受试者权益的主要措施。

参与临床试验的各方应当按照试验中各自的职责承担相应的伦理责任。

第十五条　申办者应当避免对受试者、临床试验机构和研究者等临床试验参与者或者相关方产生不当影响或者误导。

临床试验机构和研究者应当避免对受试者、申办者等临床试验参与者或者相关方产生不当影响或者误导。

第十六条　申办者、临床试验机构和研究者不得夸大参与临床试验的补偿措施，误导受试者参与临床试验。

第十七条　临床试验前，申办者应当通过研究者和临床试验机构的医疗器械临床试验管理部门向伦理委员会提交下列文件。

（一）临床试验方案。

（二）研究者手册。

（三）知情同意书文本和其他任何提供给受试者的书面材料。

（四）招募受试者和向其宣传的程序性文件。

（五）病例报告表文本。

（六）自检报告和产品注册检验报告。

（七）研究者简历、专业特长、能力、接受培训和其他能够证明其资格的文件。

（八）临床试验机构的设施和条件能够满足试验的综述。

（九）试验用医疗器械的研制符合适用的医疗器械质量管理体系相关要求的声明。

（十）与伦理审查相关的其他文件。

伦理委员会应当秉承伦理和科学的原则，审查和监督临床试验的实施。

第十八条　在临床试验过程中发生下列情况之一的，研究者应当及时向临床试验机构的医疗器械临床试验管理部门报告，并经其及时通报申办者、报告伦理委员会。

（一）严重不良事件。

（二）进度报告，包括安全性总结和偏离报告。

（三）对伦理委员会已批准文件的任何修订，不影响受试者权益、安全和健康，或者与临床试验目的或终点不相关的非实质性改变无需事前报告，但事后应当书面告知。

（四）暂停、终止或者暂停后请求恢复临床试验。

（五）影响受试者权益、安全和健康或者临床试验科学性的临床试验方案偏离，包括请求偏离和报告偏离。

为保护受试者权益、安全和健康，在紧急情况下发生的偏离无法及时报告的，应当在事后以书面形式尽快按照相关规定报告。

第十九条　临床试验过程中，如修订临床试验方案以及知情同意书等文件、请求偏离、恢复已暂停临床试验，应当在获得伦理委员会的书面批准后方可继续实施。

第二十条　应当尽量避免选取未成年人、孕妇、老年人、智力障碍人员、处于生命危急情况的患者等作为受试者；确需选取时，应当遵守伦理委员会提出的有关附加要求，在临床试验中针对其健康状况进行专门设计，并应当有益于其健康。

第二十一条　在受试者参与临床试验前，研究者应当充分向受试者或者无民事行为能力人、限制民事行为能力人的监护人说明临床试验的详细情况，包括已知的、可以预见的风险和可能发生的不良事件等。经充分和详细解释后由受试者或者其监护人在知情同意书上签署姓名和日期，研究者也需在知情同意书上签署姓名和日期。

第二十二条　知情同意书一般应当包括下列内容以及对事项的说明。

（一）研究者的姓名以及相关信息。

（二）临床试验机构的名称。

（三）试验名称、目的、方法、内容。

（四）试验过程、期限。

（五）试验的资金来源、可能的利益冲突。

（六）预期受试者可能的受益和已知的、可以预见的风险以及可能发生的不良事件。

（七）受试者可以获得的替代诊疗方法以及其潜在受益和风险的信息。

（八）需要时，说明受试者可能被分配到试验的不同组别。

（九）受试者参加试验应当是自愿的，且在试验的任何阶段有权退出而不会受到歧视或者报复，其医疗待遇与权益不受影响。

（十）告知受试者参加试验的个人资料属于保密，但伦理委员会、食品药品监督管理部门、卫生计生主管部门或者申办者在工作需要时按照规定程序可以查阅受试者参加试验的个人资料。

（十一）如发生与试验相关的伤害，受试者可以获得治疗和经济补偿。

（十二）受试者在试验期间可以随时了解与其有关的信息资料。

（十三）受试者在试验期间可能获得的免费诊疗项目和其他相关补助。

知情同意书应当采用受试者或者监护人能够理解的语言和文字。知情同意书不应当含有会引起受试者放弃合法权益以及免除临床试验机构和研究者、申办者或者其代理人应当负责任的内容。

第二十三条　获得知情同意还应当符合下列要求。

（一）对无行为能力的受试者，如果伦理委员会原则上同意、研究者认为受试者参加临床试验符合其自身利益时，也可以进入临床试验，但试验前应当由其监护人签名并注明日期。

（二）受试者或者其监护人均无阅读能力时，在知情过程中应当有一名见证人在场，经过详细解释知情同意书后，见证人阅读知情同意书与口头知情内容一致，由受试者或者其监护人口头同意后，见证人在知情同意书上签名并注明日期，见证人的签名与研究者的签名应当在同一天。

（三）未成年人作为受试者，应当征得其监护人的知情同意并签署知情同意书，未成年人能对是否参加试验做出意思表示的，还应当征得其本人同意。

（四）如发现涉及试验用医疗器械的重要信息或者预期以外的临床影响，应当对知情同意书相关内容进行修改，修改的知情同意书经伦理委员会认可后，应当由受试者或者其监护人重新签名确认。

第二十四条　知情同意书应当注明制定的日期或者修订后版本的日期。如知情同意书在试验过程中有修订，修订版的知情同意书执行前需再次经伦理委员会同意。修订版的知情同意书报临床试验机构后，所有未结束试验流程的受试者如受影响，都应当签署新修订的知情同意书。

第二十五条　受试者有权在临床试验的任何阶段退出并不承担任何经济责任。

第四章　临床试验方案

第二十六条　开展医疗器械临床试验，申办者应当按照试验用医疗器械的类别、风险、预期用途等组织制定科学、合理的临床试验方案。

第二十七条　未在境内外批准上市的新产品，安全性以及性能尚未经医学证实的，临床试验方案设计时应当先进行小样本可行性试验，待初步确认其安全性后，再根据统计学要求确定样本量开展后续临床试验。

第二十八条　医疗器械临床试验方案应当包括下列内容。

（一）一般信息。

（二）临床试验的背景资料。

（三）试验目的。

（四）试验设计。

（五）安全性评价方法。

（六）有效性评价方法。

（七）统计学考虑。

（八）对临床试验方案修正的规定。

（九）对不良事件和器械缺陷报告的规定。

（十）直接访问源数据、文件。

（十一）临床试验涉及的伦理问题和说明以及知情同意书文本。

（十二）数据处理与记录保存。

（十三）财务和保险。

（十四）试验结果发表约定。

上述部分内容可以包括在方案的其他相关文件如研究者手册中。临床试验机构的具体信息、试验结果发表约定、财务和保险可以在试验方案中表述，也可以另行制定协议加以规定。

第二十九条　多中心临床试验由多位研究者按照同一试验方案在不同的临床试验机构中同期进行。其试验方案的设计和实施应当至少包括以下内容。

（一）试验方案由申办者组织制定并经各临床试验机构以及研究者共同讨论认定，且明确牵头单位临床试验机构的研究者为协调研究者。

（二）协调研究者负责临床试验过程中各临床试验机构间的工作协调，在临床试验前期、中期和后期组织研究者会议，并与申办者共同对整个试验的实施负责。

（三）各临床试验机构原则上应当同期开展和结束临床试验。

（四）各临床试验机构试验样本量以及分配、符合统计分析要求的理由。

（五）申办者和临床试验机构对试验培训的计划与培训记录要求。

（六）建立试验数据传递、管理、核查与查询程序，尤其明确要求各临床试验机构试验数据有关资料应当由牵头单位集中管理与分析。

（七）多中心临床试验结束后，各临床试验机构研究者应当分别出具临床试验小结，连同病历报告表按规定经审核后交由协调研究者汇总完成总结报告。

第五章　伦理委员会职责

第三十条　医疗器械临床试验机构伦理委员会应当至少由5名委员组成，包括医学专业人员、非医学专业人员，其中应当有不同性别的委员。非医学专业委员中至少有一名为法律工作者，一名为该临床试验机构以外的人员。伦理委员会委员应当具有评估和评价该项临床试验的科学、医学和伦理学等方面的资格或者经验。所有委员应当熟悉医疗器械临床试验的伦理准则和相关规定，并遵守伦理委员会的章程。

第三十一条　医疗器械伦理委员会应当遵守《世界医学大会赫尔辛基宣言》伦理准则和食品药品监督管理部门的规定，建立相应的工作程序并形成文件，按照工作程序履行职责。

伦理委员会中独立于研究者和申办者的委员有权发表意见并参与有关试验的表决。

第三十二条　伦理委员会召开会议应当事先通知，参加评审和表决人数不能少于5人，做出做出任何决定应当由伦理委员会组成成员半数以上通过。

研究者可以提供有关试验的任何方面的信息，但不应当参与评审、投票或者发表意见。

伦理委员会在审查某些特殊试验时，可以邀请相关领域的专家参加。

第三十三条　伦理委员会应当从保障受试者权益的角度严格审议试验方案以及相关文件，并应当重点关注下列内容。

（一）研究者的资格、经验以及是否有充分的时间参加该临床试验。

（二）临床试验机构的人员配备以及设备条件等是否符合试验要求。

（三）受试者可能遭受的风险程度与试验预期的受益相比是否合适。

（四）试验方案是否充分考虑了伦理原则，是否符合科学性，包括研究目的是否适当、受试者的权益是否得到保障、其他人员可能遭受风险的保护以及受试者入选的方法是否科学。

（五）受试者入选方法，向受试者或者其监护人提供的有关本试验的信息资料是否完整、受试者是否可以理解，获取知情同意书的方法是否适当；必要时，伦理委员会应当组织受试人群代表对资料的可理解程度进行测试，评估知情同意是否适当，评估结果应当书面记录并保存至临床试验结束后10年。

（六）受试者若发生与临床试验相关的伤害或者死亡，给予的治疗和保险措施是否充分。

（七）对试验方案提出的修改意见是否可以接受。

（八）是否能够在临床试验进行中定期分析评估对受试者的可能危害。

（九）对试验方案的偏离可能影响受试者权益、安全和健康，或者影响试验的科学性、完整性，是否可以接受。

第三十四条　多中心临床试验的伦理审查应当由牵头单位伦理委员会负责建立协作审查工作程序，保证审查工作的一致性和及时性。

各临床试验机构试验开始前应当由牵头单位伦理委员会负责审查试验方案的伦理合理性和科学性，参加试验的其他临床试验机构伦理委员会在接受牵头单位伦理委员会审查意见的前提下，可以采用会议审查或者文件审查的方式，审查该项试验在本临床试验机构的可行性，包括研究者的资格与经验、设备与条件等，一般情况下不再对试验方案设计提出修改意见，但是有权不批准在其临床试验机构进行试验。

第三十五条　伦理委员会接到医疗器械临床试验的申请后应当召开会议，审阅讨论，签发书面意见、盖章，并附出席会议的人员名单、专业以及本人签名。

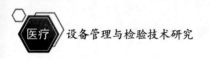

伦理委员会的意见可以是：

（一）同意。

（二）作必要的修改后同意。

（三）不同意。

（四）暂停或者终止已批准的试验。

第三十六条　伦理委员会应当对本临床试验机构的临床试验进行跟踪监督，发现受试者权益不能得到保障等情形，可以在任何时间书面要求暂停或者终止该项临床试验。

被暂停的临床试验，未经伦理委员会同意，不得恢复。

第三十七条　伦理委员会应当保留全部有关记录至临床试验完成后至少10年。

第六章　申办者职责

第三十八条　申办者负责发起、申请、组织、监查临床试验，并对临床试验的真实性、可靠性负责。申办者通常为医疗器械生产企业。申办者为境外机构的，应当按规定在我国境内指定代理人。

第三十九条　申办者负责组织制定和修改研究者手册、临床试验方案、知情同意书、病例报告表、有关标准操作规程以及其他相关文件，并负责组织开展临床试验所必需的培训。

第四十条　申办者应当根据试验用医疗器械的特性，在经资质认定的医疗器械临床试验机构中选择试验机构及其研究者。申办者在与临床试验机构签署临床试验协议前，应当向临床试验机构和研究者提供最新的研究者手册以及其他相关文件，以供其决定是否可以承担该项临床试验。

第四十一条　研究者手册应当包括下列主要内容。

（一）申办者、研究者基本信息。

（二）试验用医疗器械的概要说明。

（三）支持试验用医疗器械预期用途和临床试验设计理由的概要和评价。

（四）试验用医疗器械的制造符合适用的医疗器械质量管理体系要求的声明。

第四十二条　申办者在组织临床试验方案的制定中不得夸大宣传试验用医疗

器械的机理和疗效。

第四十三条　在临床试验过程中，申办者得到影响临床试验的重要信息时，应当及时对研究者手册以及相关文件进行修改，并通过临床试验机构的医疗器械临床试验管理部门提交伦理委员会审查同意。

第四十四条　申办者应当与临床试验机构和研究者就下列事项达成书面协议。

（一）按照相关法律法规和临床试验方案实施临床试验，并接受监查、核查和检查。

（二）遵循数据记录和报告程序。

（三）保留与试验有关的基本文件不低于少于法定时间，直至申办者通知临床试验机构和研究者不再需要该文件为止。

（四）申办者得到伦理委员会批准后，负责向临床试验机构和研究者提供试验用医疗器械，并确定其运输条件、储存条件、储存时间、有效期等。

（五）试验用医疗器械应当质量合格，具有易于识别、正确编码以及贴有"试验用"的特殊标识，并按照临床试验方案要求进行适当包装和保存。

（六）申办者应当制定临床试验质量控制相关的标准操作规程，如试验用医疗器械的运输、接收、储存、分发、处理、回收等，供临床试验机构和研究者遵循。

第四十五条　申办者对试验用医疗器械在临床试验中的安全性负责。当发现可能影响受试者安全或者试验实施可能改变伦理委员会对继续试验的批准情况时，申办者应当立即通知所有临床试验机构和研究者，并做出做出相应处理。

第四十六条　申办者决定暂停或者终止临床试验的，应当在55日内通知所有临床试验机构医疗器械临床试验管理部门，并书面说明理由。临床试验机构医疗器械临床试验管理部门应当及时通知相应的研究者、伦理委员会。对暂停的临床试验，未经伦理委员会同意，不得恢复。临床试验结束后，申办者应当书面告知其所在地省、自治区、直辖市食品药品监督管理部门。

第四十七条　申办者应当保证实施临床试验的所有研究者严格遵循临床试验方案，发现临床试验机构和研究者不遵从有关法律法规、本规范和临床试验方案的，应当及时指出并予以纠正；如情况严重或者持续不改，应当终止试验，并向临床试验机构所在地省、自治区、直辖市食品药品监督管理部门和国家食品药品

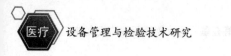

监督管理总局报告。

第四十八条　申办者应当为发生与临床试验相关的伤害或者死亡的受试者承担治疗的费用以及相应的经济补偿，但在诊疗活动中由医疗机构及其医务人员过错造成的损害除外。

第四十九条　申办者应当对临床试验承担监查责任，并选择符合要求的监查员履行监查职责。

监查员人数以及监查的次数取决于临床试验的复杂程度和参与试验的临床试验机构数目。

第五十条　监查员应当有相应的临床医学、药学、生物医学工程、统计学等相关专业背景，并经过必要的培训，熟悉有关法规和本规范，熟悉有关试验用医疗器械的非临床和同类产品临床方面的信息、临床试验方案及其相关的文件。

第五十一条　监查员应当遵循由申办者制定的试验用医疗器械临床试验监查标准操作规程，督促临床试验按照方案实施。具体职责包括：

（一）在试验前确认临床试验机构已具有适当的条件，包括人员配备与培训符合要求，实验室设备齐全、工作情况良好，预期有足够数量的受试者，参与研究人员熟悉试验要求。

（二）在试验前、中、后期监查临床试验机构和研究者是否遵循有关法规、本规范和临床试验方案。

（三）确认每位受试者在参与临床试验前签署知情同意书，了解受试者的人选情况以及试验的进展状况；对研究者未能做到的随访、未进行的试验、未做的检查，以及是否对错误、遗漏做出纠正等，应当清楚、如实记录；对修订的知情同意书，确认未结束临床试验流程并受影响的受试者重新签署。

（四）确认所有病例报告表填写正确，并与原始资料一致；所有错误或者遗漏均已改正或者注明，经研究者签名并注明日期；每一试验的病种、病例总数和病例的性别、年龄、治疗效果等均应当确认并记录。

（五）确认受试者退出临床试验或者不依从知情同意书规定要求的情况记录在案，并与研究者讨论此种情况。

（六）确认所有不良事件、并发症和其他器械缺陷均记录在案，严重不良事件和可能导致严重不良事件的器械缺陷在规定时间内做出做出报告并记录在案。

（七）监查试验用医疗器械样品的供给、使用、维护以及运输、接收、储存、分发、处理与回收。

（八）监督临床试验过程中相关设备的定期维护和校准。

（九）确保研究者收到的所有临床试验相关文件为最新版本。

（十）每次监查后应当书面报告申办者，报告应当包括监查员姓名、监查日期、监查时间、监查地点、监查内容、研究者姓名、项目完成情况、存在的问题、结论以及对错误、遗漏做出的纠正等。

第五十二条　申办者为保证临床试验的质量，可以组织独立于临床试验、并具有相应培训和经验的核查员对临床试验开展情况进行核查，评估临床试验是否符合试验方案的要求。

核查可以作为申办者临床试验质量管理常规工作的一部分，也可以用于评估监查活动的有效性，或者针对严重的或者反复的临床试验方案偏离、涉嫌造假等情况开展核查。

第五十三条　核查员应当根据临床试验的重要性、受试者数量、临床试验的类型以及复杂性、受试者风险水平等制定核查方案和核查程序。

第五十四条　对于严重不良事件和可能导致严重不良事件的器械缺陷，申办者应当在获知后5个工作日内向所备案的食品药品监督管理部门和同级卫生计生主管部门报告，同时应当向参与试验的其他临床试验机构和研究者通报，并经其医疗器械临床试验管理部门及时通知该临床试验机构的伦理委员会。

第五十五条　申办者若采用电子临床数据库或者远程电子临床数据系统，应当确保临床数据的受控、真实，并形成完整的验证文件。

第五十六条　对于多中心临床试验，申办者应当保证在临床试验前已制定文件，明确协调研究者和其他研究者的职责分工。

第五十七条　对于多中心临床试验，申办者应当按照临床试验方案组织制定标准操作规程，并组织对参与试验的所有研究者进行临床试验方案和试验用医疗器械使用和维护的培训，确保在临床试验方案执行、试验用医疗器械使用方面的一致性。

第五十八条　在多中心临床试验中，申办者应当保证病例报告表的设计严谨合理，能够使协调研究者获得各分中心临床试验机构的所有数据。

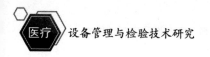

第七章 临床试验机构和研究者职责

第五十九条 临床试验机构在接受临床试验前，应当根据试验用医疗器械的特性，对相关资源进行评估，以决定是否接受该临床试验。

第六十条 临床试验机构应当按照与申办者的约定妥善保存临床试验记录和基本文件。

第六十一条 负责临床试验的研究者应当具备下列条件。

（一）在该临床试验机构中具有副主任医师、副教授、副研究员等副高级以上相关专业技术职称和资质。

（二）具有试验用医疗器械所要求的专业知识和经验，必要时应当经过有关培训。

（三）熟悉申办者要求和其所提供的与临床试验有关的资料、文献。

（四）有能力协调、支配和使用进行该项试验的人员和设备，且有能力处理试验用医疗器械发生的不良事件和其他关联事件。

（五）熟悉国家有关法律、法规以及本规范。

第六十二条 临床试验前，临床试验机构的医疗器械临床碎验管理部门应当配合申办者向伦理委员会提出申请，并按照规定递交相关文件。

第六十三条 研究者应当确保参与试验的有关工作人员熟悉试验用医疗器械的原理、适用范围、产品性能、操作方法、安装要求以及技术指标，了解该试验用医疗器械的临床前研究资料和安全性资料，掌握临床试验可能产生风险的防范以及紧急处理方法。

第六十四条 研究者应当保证所有临床试验参与人员充分了解临床试验方案、相关规定、试验用医疗器械特性以及与临床试验相关的职责，并确保有足够数量并符合临床试验方案入选标准的受试者进入临床试验、确保有足够的时间在协议约定的试验期内，按照相关规定安全地实施和完成临床试验。

第六十五条 研究者应当保证将试验用医疗器械只用于该临床试验的受试者，并不得收取任何费用。

第六十六条 研究者应当严格遵循临床试验方案，未经申办者和伦理委员会的同意，或者未按照规定经国家食品药品监督管理总局批准，不得偏离方案或者实质性改变方案。但在受试者面临直接危险等需要立即消除的紧急情况下，也可以事后以书面形式报告。

第六十七条　研究者负责招募受试者、与受试者或者其监护人谈话。研究者有责任向受试者说明试验用医疗器械以及临床试验有关的详细情况，告知受试者可能的受益和已知的、可以预见的风险，并取得受试者或者其监护人签字和注明日期的知情同意书。

第六十八条　研究者或者参与试验的其他人员，不应当强迫或者以其他不正当方式诱使受试者参加试验。

第六十九条　研究者在临床试验中发现试验用医疗器械预期以外的不良事件时，应当和申办者共同对知情同意书相关内容进行修改，按照相关工作程序报伦理委员会审查同意后，由受影响的受试者或者其监护人对修改后的知情同意书进行重新签名确认。

第七十条　研究者负责做出做出与临床试验相关的医疗决定，在发生与临床试验相关的不良事件时，临床试验机构和研究者应当保证为受试者提供足够、及时的治疗和处理。当受试者出现并发疾病需要治疗和处理时，研究者应当及时告知受试者。

第七十一条　在临床试验中出现严重不良事件的，研究者应当立即对受试者采取适当的治疗措施，同时书面报告所属的临床试验机构医疗器械临床试验管理部门，并经其书面通知申办者。医疗器械临床试验管理部门应当在24小时内书面报告相应的伦理委员会以及临床试验机构所在地省、自治区、直辖市食品药品监督管理部门和卫生计生主管部门。对于死亡事件，临床试验机构和研究者应当向伦理委员会和申办者提供所需要的全部资料。

第七十二条　研究者应当记录临床试验过程中发生的所有不良事件和发现的器械缺陷，并与申办者共同分析事件原因，形成书面分析报告，提出继续、暂停或者终止试验的意见，经临床试验机构医疗器械临床试验管理部门报伦理委员会审查。

第七十三条　研究者应当保证将临床试验数据准确、完整、清晰、及时地载入病例报告表。病例报告表由研究者签署姓名，任何数据的更改均应当由研究者签名并标注日期，同时保留原始记录，原始记录应当清晰可辨识。

第七十四条　临床试验机构和研究者应当确保临床试验所形成数据、文件和

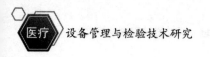

记录的真实、准确、清晰、安全。

第七十五条 临床试验机构和研究者应当接受申办者的监查、核查以及伦理委员会的监督，并提供所需的与试验有关的全部记录。食品药品监督管理部门、卫生计生主管部门派检查员开展检查的，临床试验机构和研究者应当予以配合。

第七十六条 临床试验机构和研究者发现风险超过可能的受益，或者已经得出足以判断试验用医疗器械安全性和有效性的结果等，需要暂停或者终止临床试验时，应当通知受试者，并保证受试者得到适当治疗和随访，同时按照规定报告，提供详细书面解释。必要时，报告所在地省、自治区、直辖市食品药品监督管理部门。

研究者接到申办者或者伦理委员会需要暂停或者终止临床试验的通知时，应当及时通知受试者，并保证受试者得到适当治疗和随访。

第七十七条 临床试验机构和研究者对申办者违反有关规定或者要求改变试验数据、结论的，应当向申办者所在地省、自治区、直辖市食品药品监督管理部门或者国家食品药品监督管理总局报告。

第七十八条 临床试验结束时，研究者应当确保完成各项记录、报告。同时，研究者还应当确保收到的试验用医疗器械与所使用的、废弃的或者返还的数量相符合，确保剩余的试验用医疗器械妥善处理并记录存档。

第七十九条 研究者可以根据临床试验的需要，授权相应人员进行受试者招募、与受试者持续沟通、临床试验数据记录、试验用医疗器械管理等。研究者应当对其授权的人员进行相关的培训并形成相应的文件。

第八章 记录与报告

第八十条 在临床试验中，研究者应当确保将任何观察与发现均正确完整地予以记录，并认真填写病例报告表。记录至少应当包括：

（一）所使用的试验用医疗器械的信息，包括名称、型号、规格、接收日期、批号或者系列号等。

（二）每个受试者相关的病史以及病情进展等医疗记录、护理记录等。

（三）每个受试者使用试验用医疗器械的记录，包括每次使用的日期、时间、试验用医疗器械的状态等。

（四）记录者的签名以及日期。

第八十一条　临床试验记录作为原始资料，不得随意更改；确需作更改时应当说明理由，签名并注明日期。

对显著偏离临床试验方案或者在临床可接受范围以外的数据应当加以核实，由研究者作必要的说明。

第八十二条　申办者应当准确、完整地记录与临床试验相关的信息，内容包括：

（一）试验用医疗器械运送和处理记录，包括名称、型号、规格、批号或者序列号，接收人的姓名、地址，运送日期，退回维修或者临床试验后医疗器械样品回收与处置日期、原因和处理方法等。

（二）与临床试验机构签订的协议。

（三）监查报告、核查报告。

（四）严重不良事件和可能导致严重不良事件的器械缺陷的记录与报告。

第八十三条　研究者应当按照临床试验方案的设计要求，验证或者确认试验用医疗器械的安全性和有效性，并完成临床试验报告。多中心临床试验的临床试验报告应当包含各分中心的临床试验小结。

第八十四条　对于多中心临床试验，各分中心临床试验小结应当至少包括临床试验概况、临床一般资料、试验用医疗器械以及对照用医疗器械的信息描述、安全性和有效性数据集、不良事件的发生率以及处理情况、方案偏离情况说明等，并附病例报告表。

第八十五条　临床试验报告应当与临床试验方案一致，主要包括：

（一）一般信息。

（二）摘要。

（三）简介。

（四）临床试验目的。

（五）临床试验方法。

（六）临床试验内容。

（七）临床一般资料。

（八）试验用医疗器械和对照用医疗器械或者对照诊疗方法。

（九）所采用的统计分析方法以及评价方法。

（十）临床评价标准。

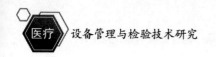

（十一）临床试验的组织结构。

（十二）伦理情况说明。

（十三）临床试验结果。

（十四）临床试验中发现的不良事件以及其处理情况。

（十五）临床试验结果分析、讨论，尤其是适应征、适用范围、禁忌征和注意事项。

（十六）临床试验结论。

（十七）存在问题以及改进建议。

（十八）试验人员名单。

（十九）其他需要说明的情况。

第八十六条　临床试验报告应当由研究者签名、注明日期，经临床试验机构医疗器械临床试验管理部门审核出具意见、注明日期并加盖临床试验机构印章后交申办者。

多中心临床试验中，各分中心临床试验小结应当由该中心的研究者签名并注明日期，经该中心的医疗器械临床试验管理部门审核、注明日期并加盖临床试验机构印章后交牵头单位。

第九章　试验用医疗器械管理

第八十七条　申办者应当参照国家食品药品监督管理总局有关医疗器械说明书和标签管理的规定，对试验用医疗器械作适当的标识，并标注"试验用"。

第八十八条　试验用医疗器械的记录包括生产日期、产品批号、序列号等与生产有关的记录，与产品质量和稳定性有关的检验记录，运输、维护、交付各临床试验机构使用的记录，以及试验后回收与处置日期等方面的信息。

第八十九条　试验用医疗器械的使用由临床试验机构和研究者负责，研究者应当保证所有试验用医疗器械仅用于该临床试验的受试者，在试验期间按照要求储存和保管试验用医疗器械，在临床试验后按照国家有关规定和与申办者的协议对试验用医疗器械进行处理。上述过程需由专人负责并记录。研究者不得把试验用医疗器械转交任何非临床试验参加者。

第十章　基本文件管理

第九十条　临床试验机构、研究者、申办者应当建立基本文件保存制度。临床试验基本文件按临床试验阶段分为三部分：准备阶段文件、进行阶段文件和终止或者完成后文件。

第九十一条　临床试验机构应当保存临床试验资料至临床试验结束后10年。申办者应当保存临床试验资料至无该医疗器械使用时。

第九十二条　临床试验基本文件可以用于评价申办者、临床试验机构和研究者对本规范和食品药品监督管理部门有关要求的执行情况。食品药品监督管理部门可以对临床试验基本文件进行检查。

第十一章　附　则

第九十三条　本规范下列用语的含义。

医疗器械临床试验机构，是指经国家食品药品监督管理总局会同国家卫生和计划生育委员会认定的承担医疗器械临床试验的医疗机构。如无特别说明，本规范中"临床试验机构"即指"医疗器械临床试验机构"。

试验用医疗器械，是指临床试验中对其安全性、有效性进行确认或者验证的拟申请注册的医疗器械。

申办者，是指临床试验的发起、管理和提供财务支持的机构或者组织。

研究者，是指在临床试验机构中负责实施临床试验的人。如果在临床试验机构中是由一组人员实施试验的，则研究者是指该组的负责人，也称主要研究者。

伦理委员会，是指临床试验机构设置的对医疗器械临床试验项目的科学性和伦理性进行审查的独立的机构。

医疗器械临床试验管理部门，是指临床试验机构内设置的负责医疗器械临床试验组织管理和质量控制的处室或者部门。

多中心临床试验，是指按照同一临床试验方案，在三个以上（含三个）临床试验机构实施的临床试验。

受试者，是指被招募接受医疗器械临床试验的个人。

知情同意，是指向受试者告知临床试验的各方面情况后，受试者确认自愿参

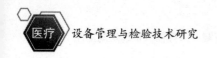

加该项临床试验的过程，应当以签名和注明日期的知情同意书作为证明文件。

知情同意书，是指受试者表示自愿参加临床试验的证明性文件。

监查，是指申办者为保证开展的临床试验能够遵循临床试验方案、标准操作规程、本规范和有关适用的管理要求，选派专门人员对临床试验机构、研究者进行评价调查，对临床试验过程中的数据进行验证并记录和报告的活动。

监查员，是指申办者选派的对医疗器械临床试验项目进行监查的专门人员。

核查，是指由申办者组织的对临床试验相关活动和文件进行系统性的独立检查，以确定此类活动的执行、数据的记录、分析和报告是否符合临床试验方案、标准操作规程、本规范和有关适用的管理要求。

核查员，是指受申办者委托对医疗器械临床试验项目进行核查的人员。

检查，是指监管部门对临床试验的有关文件、设施、记录和其他方面进行的监督管理活动。

检查员，是指监管部门选派的对医疗器械临床试验项目进行检查的人员。

偏离，是指有意或者无意地未遵循临床试验方案要求的情形。

病例报告表，是指按照临床试验方案所规定设计的文件，用以记录试验过程中获得的每个受试者的全部信息和数据。

终点，是指用于评估临床试验假设的指标。

源数据，是指临床试验中的临床发现、观察和其他活动的原始记录以及其经核准的副本中的所有信息，可以用于临床试验重建和评价。

源文件，是指包含源数据的印刷文件、可视文件或者电子文件等。

不良事件，是指在临床试验过程中出现的不利的医学事件，无论是否与试验用医疗器械相关。

严重不良事件，是指临床试验过程中发生的导致死亡或者健康状况严重恶化，包括致命的疾病或者伤害、身体结构或者身体功能的永久性缺陷、需住院治疗或者延长住院时间、需要进行医疗或者手术介入以避免对身体结构或者身体功能造成永久性缺陷；导致胎儿窘迫、胎儿死亡或者先天性异常、先天缺损等事件。

器械缺陷，是指临床试验过程中医疗器械在正常使用情况下存在可能危及人体健康和生命安全的不合理风险，如标签错误、质量问题、故障等。

标准操作规程，是指为有效地实施和完成临床试验中每项工作所拟定的标准和详细的书面规程。

临床数据，是指在有关文献或者医疗器械的临床使用中获得的安全性、性能的信息。

第九十四条　医疗器械临床试验伦理审查申请审批表等文书的格式范本由国家食品药品监督管理总局另行制定。

第九十五条　本规范不适用于按照医疗器械管理的体外诊断试剂。

第九十六条　本规范自2016年6月1日起施行。2004年1月17日发布的《医疗器械临床试验规定》（国家食品药品监督管理局令第5号）同时废止。

八、《食品药品行政处罚程序规定》

食品药品行政处罚程序规定

（国家食品药品监督管理总局令第3号2014年4月28日发布；
自2014年6月1日起施行）

第一章　总　则

第一条　为规范食品药品监督管理部门行使行政处罚权，保护公民、法人和其他组织的合法权益，根据《中华人民共和国行政处罚法》（以下简称行政处罚法）、《中华人民共和国行政强制法》（以下简称行政强制法）、《中华人民共和国食品安全法》《中华人民共和国药品管理法》等有关法律法规，制定本规定。

第二条　食品药品监督管理部门对违反食品、保健食品、药品、化妆品、医疗器械管理法律、法规、规章的单位或者个人实施行政处罚，应当遵照本规定。

第三条　食品药品监督管理部门实施行政处罚，遵循公开、公平、公正的原则，做到事实清楚、证据确凿、程序合法、法律法规规章适用准确适当、执法文书使用规范。

第四条　公民、法人或者其他组织对食品药品监督管理部门给予的行政处罚，享有陈述、申辩权；对行政处罚不服的，有权依法申请行政复议或者提起行

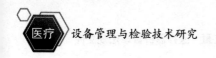

政诉讼。

第五条　食品药品监督管理部门建立行政处罚监督制度。

上级食品药品监督管理部门对下级食品药品监督管理部门实施的行政处罚进行监督。上级食品药品监督管理部门对下级食品药品监督管理部门做出的违法或者不适当的行政处罚决定，责令其限期改正；逾期不改正的，依法予以变更或者撤销。

第二章　管　辖

第六条　行政处罚由违法行为发生地的食品药品监督管理部门管辖。

第七条　县（区）、市（地、州）食品药品监督管理部门依职权管辖本行政区域内的食品药品行政处罚案件。

省、自治区、直辖市食品药品监督管理部门依职权管辖本行政区域内重大、复杂的食品药品行政处罚案件。

国家食品药品监督管理总局依职权管辖应当由自己实施行政处罚的案件及全国范围内发生的重大、复杂的食品药品行政处罚案件。

省、自治区、直辖市食品药品监督管理部门可以依据法律法规和规章，结合本地区实际，规定本行政区域内级别管辖的具体分工。

第八条　县级以上食品药品监督管理部门可以在法定权限内委托符合行政处罚法第十九条规定条件的组织实施行政处罚。

受委托的组织应当在委托范围内，以委托部门的名义做出具体行政行为。委托部门应当对受委托组织的行政处罚行为及其相关的行政执法行为进行指导和监督，并对该行为的后果承担法律责任。

第九条　县级食品药品监督管理部门在乡镇或者区域设置的食品药品监督管理派出机构，依照法律法规和规章的规定，行使行政处罚权。

第十条　对当事人的同一违法行为，两个以上食品药品监督管理部门均有管辖权的，由先行立案的食品药品监督管理部门管辖。对管辖权有争议的，应当协商解决；协商不成的，报请共同的上一级食品药品监督管理部门指定管辖。

第十一条　上级食品药品监督管理部门认为必要时可以直接查处下级食品药品监督管理部门管辖的案件，也可以将自己管辖的案件移交下级食品药品监督管理部门查处。

下级食品药品监督管理部门对本部门管辖的案件由于特殊原因不能行使管辖权的，可以报请上级食品药品监督管理部门管辖或者指定管辖。

第十二条　上级食品药品监督管理部门接到管辖争议或者报请指定管辖请示后，应当在10个工作日内做出指定管辖的决定，并书面通知下级部门。

第十三条　食品药品监督管理部门发现案件不属于本部门管辖的，应当及时移送有管辖权的食品药品监督管理部门或者相关行政管理部门处理。

受移送的食品药品监督管理部门应当将案件查处结果及时函告移送案件的食品药品监督管理部门；认为移送不当的，应当报请共同的上一级食品药品监督管理部门指定管辖，不得再次移送。

第十四条　食品药品监督管理部门在查处案件时，发现违法行为涉嫌犯罪的，应当按照《行政执法机关移送涉嫌犯罪案件的规定》的要求，及时移送同级公安机关。

公安机关决定立案的，食品药品监督管理部门应当自接到公安机关立案通知书之日起3日内将涉案物品以及与案件有关的其他材料移交公安机关，并办结交接手续；对涉案的查封扣押物品，还应当填写查封扣押物品移交通知书，并书面告知当事人。

第十五条　食品药品监督管理部门办理行政处罚案件需要其他地区食品药品监督管理部门协助调查、取证的，应当出具协助调查函。协助部门一般应当在接到协助调查函之日起15个工作日内完成相关工作；需要延期完成的，应当及时告知提出协查请求的部门。

第十六条　依法应当吊销食品药品行政许可证或者撤销批准证明文件的，由原发证或者批准的食品药品监督管理部门决定。

食品药品监督管理部门查处违法案件，对依法应当吊销许可证或者撤销批准证明文件的，在其权限内依法实施行政处罚的同时，应当将取得的证据及相关材料报送原发证、批准的食品药品监督管理部门，由原发证、批准的部门依法做出是否吊销许可证或者撤销批准证明文件的行政处罚决定。需由国家食品药品监督管理总局撤销批准证明文件的，由省、自治区、直辖市食品药品监督管理部门报国家食品药品监督管理总局决定。

原发证、批准的部门依法做出吊销许可证和撤销批准证明文件的行政处罚决定，依照本规定进行。

第三章 立 案

第十七条 食品药品监督管理部门应当对下列事项及时调查处理。

（一）在监督检查及抽验中发现案件线索的。

（二）公民、法人或者其他组织投诉、举报的。

（三）上级机关交办或者下级机关报请查处的。

（四）有关部门移送或者经由其他方式、途径披露的。

符合立案条件的，应当在7个工作日内立案。

第十八条 立案应当符合下列条件。

（一）有明确的违法嫌疑人。

（二）有违法事实。

（三）属于食品药品监督管理行政处罚的范围。

（四）属于本部门管辖。

符合立案条件的，应当报分管负责人批准立案，并确定2名以上执法人员为案件承办人。

第十九条 办案人员有下列情形之一的，应当自行回避；当事人也有权申请其回避。

（一）是本案的当事人或者当事人的近亲属。

（二）与本案有直接利害关系。

（三）与本案当事人有其他关系，可能影响案件公正处理的。

办案人员的回避由食品药品监督管理部门分管负责人决定，负责人的回避由部门其他负责人集体研究决定。

回避决定做出前，被申请回避人员不得擅自停止对案件的调查处理。

第四章 调查取证

第二十条 食品药品监督管理部门进行案件调查时，执法人员不得少于2人，并应当出示执法证件。

首次向案件当事人收集、调取证据的，应当告知其有申请办案人员回避的权利。

被调查人或者有关人员应当如实回答询问并协助、配合调查，及时提供依法应当保存的票据、凭证、记录等相关材料，不得阻挠、干扰案件的调查。

办案过程中涉及国家秘密、商业秘密和个人隐私的，执法人员应当保守秘密。

第二十一条　执法人员进行现场调查时，应当制作笔录。笔录应当注明执法人员身份、证件名称、证件编号及调查目的。执法人员应当在笔录上签字。

笔录经核对无误后，被调查人应当在笔录上逐页签字或者按指纹，并在笔录上注明对笔录真实性的意见。笔录修改处，应当由被调查人签字或者按指纹。

第二十二条　办案人员应当依法收集与案件有关的证据。证据包括书证、物证、视听资料、证人证言、当事人陈述、检验报告、鉴定意见、调查笔录、电子数据、现场检查笔录等。

立案前调查或者检查过程中依法取得的证据，可以作为认定事实的依据。

第二十三条　调取的证据应当是原件、原物。调取原件、原物确有困难的，可以由提交证据的单位或者个人在复制品上签字或者加盖公章，并注明"此件由×××提供，经核对与原件（物）相同"的字样或者文字说明。

第二十四条　在中华人民共和国领域外形成的证据，应当说明来源，经所在国公证机关证明，并经中华人民共和国驻该国使领馆认证，或者履行中华人民共和国与证据所在国订立的有关条约中规定的证明手续。

境外证据所包含的语言、文字应当提供经具有翻译资质的机构翻译的或者其他翻译准确的中文译文。

在中华人民共和国香港特别行政区、澳门特别行政区和台湾地区形成的证据，应当按照有关规定办理证明手续。

第二十五条　在证据可能灭失或者以后难以取得的情况下，经分管负责人批准，可以先行登记保存，并向当事人出具先行登记保存物品通知书。先行登记保存期间，当事人或者有关人员不得损毁、销毁或者转移证据。

第二十六条　食品药品监督管理部门对先行登记保存的证据，应当在7日内做出以下处理决定。

（一）需要采取证据保全措施的，采取记录、复制、拍照、录像等证据保全措施后予以返还。

（二）需要检验、检测、检疫、鉴定的，送交检验、检测、检疫、鉴定。

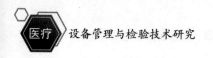

（三）依法应当予以没收的，做出行政处罚决定，没收违法物品。

（四）需要查封、扣押的，依法采取查封、扣押措施。

（五）违法事实不成立，或者违法事实成立但依法不应当予以查封、扣押或者没收的，解除先行登记保存措施。

逾期未做出处理决定的，应当解除先行登记保存。

第二十七条　食品药品监督管理部门在案件调查时，经分管负责人批准可以依法采取查封、扣押等行政强制措施，执法人员应当向当事人出具查封、扣押决定书。

情况紧急，需要当场采取查封、扣押措施的，执法人员应当在查封扣押后24小时内向分管负责人报告，并补办批准手续。分管负责人认为不应当采取行政强制措施的，应当立即解除。

第二十八条　食品药品监督管理部门实施先行登记保存或者查封、扣押时，应当通知当事人到场，并在现场检查笔录中对采取的相关措施情况予以记载。

对查封、扣押的场所、设施或者财物，应当使用盖有本部门公章的封条就地或者异地封存，当事人不得擅自启封。

对先行登记保存或者查封、扣押的物品应当开列物品清单，由执法人员、当事人或者有关人员签字或者加盖公章。

第二十九条　查封、扣押的场所、设施或者财物应当妥善保管，不得使用、损毁或者擅自转移、处置。

对容易腐烂、变质的物品，法律法规规定可以直接先行处理的，或者当事人同意先行处理的，经食品药品监督管理部门分管负责人批准，在采取相关措施留存证据后可以先行处理。

第三十条　查封、扣押的期限不得超过30日；情况复杂的，经食品药品监督管理部门分管负责人批准，可以延长，但延长的期限不得超过30日。

做出延长查封、扣押期限决定后应当及时填写查封扣押延期通知书，书面告知当事人，并说明理由。

对物品需要进行检验、检测、检疫或者鉴定的，应当填写检验（检测、检疫、鉴定）告知书。查封、扣押的期间不包括检验、检测、检疫或者鉴定的期间。

符合行政强制法第二十八条规定的，应当解除查封、扣押。

第三十一条　执法人员在调查取证过程中，要求当事人在笔录或者其他材料上签名、盖章或者以其他方式确认，当事人拒绝到场，拒绝签名、盖章或者以其他方式确认，或者无法找到当事人的，应当由两名执法人员在笔录或者其他材料上注明原因，并邀请有关人员作为见证人签字或者盖章，也可以采取录音、录像等方式记录。

第三十二条　执法人员调查违法事实，需要抽取样品检验的，应当按照有关规定抽取样品。检验机构应当在规定时限内及时进行检验。

第三十三条　案件调查终结后，案件承办人应当撰写调查终结报告，简易程序除外。调查终结报告内容包括：当事人基本情况、案由、违法事实及证据、调查经过等；拟给予行政处罚的，还应当包括所适用的依据及处罚建议。

第三十四条　食品药品监督管理部门进行案件调查时，对已有证据证明有违法行为的，应当出具责令改正通知书，责令当事人改正或者限期改正违法行为。

第五章　处罚决定

第一节　一般程序

第三十五条　承办人提交案件调查终结报告后，食品药品监督管理部门应当组织3名以上有关人员对违法行为的事实、性质、情节、社会危害程度、办案程序、处罚意见等进行合议。

合议应当根据认定的事实，提出予以处罚、补充证据、重新调查、撤销案件或者其他处理意见。

第三十六条　食品药品监督管理部门在做出处罚决定前应当填写行政处罚事先告知书，告知当事人违法事实、处罚的理由和依据，以及当事人依法享有的陈述、申辩权。

食品药品监督管理部门应当充分听取当事人的陈述和申辩。当事人提出的事实、理由或者证据经复核成立的，应当采纳。

食品药品监督管理部门不得因当事人申辩而加重处罚。

第三十七条　食品药品监督管理部门在做出责令停产停业、吊销许可证、撤销批准证明文件、较大数额罚款、没收较大数额财物等行政处罚决定前，应当

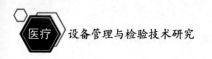

告知当事人有要求举行听证的权利。当事人要求听证的，应当按照法定程序组织听证。

较大数额罚款的标准，按照地方性法规、地方政府规章等有关规范性文件的规定执行。

第三十八条　拟做出的行政处罚决定应当报食品药品监督管理部门负责人审查。食品药品监督管理部门负责人根据不同情况，分别做出如下决定。

（一）确有应受行政处罚的违法行为的，根据情节轻重及具体情况，做出行政处罚决定。

（二）违法行为轻微，依法可以不予行政处罚的，不予行政处罚。

（三）违法事实不能成立的，不得给予行政处罚。

（四）违法行为已构成犯罪的，移送公安机关。

第三十九条　对情节复杂或者重大违法行为给予较重的行政处罚，应当由食品药品监督管理部门负责人集体讨论决定。集体讨论决定的过程应当有书面记录。

重大、复杂案件标准由各省、自治区、直辖市食品药品监督管理部门根据实际确定。

第四十条　食品药品监督管理部门做出行政处罚决定，应当制作行政处罚决定书。

行政处罚决定书应当载明下列事项。

（一）当事人的姓名或者名称、地址。

（二）违反法律、法规或者规章的事实和证据。

（三）行政处罚的种类和依据。

（四）行政处罚的履行方式和期限。

（五）不服行政处罚决定，申请行政复议或者提起行政诉讼的途径和期限。

（六）做出行政处罚决定的食品药品监督管理部门名称和做出决定的日期。

行政处罚决定中涉及没收食品药品或者其他有关物品的，还应当附没收物品凭证。

行政处罚决定书应当盖有做出行政处罚决定的食品药品监督管理部门的

公章。

第四十一条　除依法应当予以销毁的物品外，食品药品监督管理部门对依法没收的非法财物，经分管负责人批准，依照行政处罚法第五十三条规定予以处理。处理的物品应当核实品种、数量，并填写清单。

第二节　简易程序

第四十二条　违法事实确凿并有法定依据，对公民处以50元以下、对法人或者其他组织处以1000元以下罚款或者警告的行政处罚的，可以当场做出行政处罚决定。

第四十三条　执法人员当场做出行政处罚决定的，应当向当事人出示执法证件，填写预定格式、编有号码并加盖食品药品监督管理部门公章的当场行政处罚决定书。

当场行政处罚决定书应当当场交付当事人，当事人签字或者盖章签收。

第四十四条　执法人员当场做出的行政处罚决定，应当在7个工作日以内报所属部门备案。

第六章　送　达

第四十五条　行政处罚决定书应当在宣告后当场交付当事人；当事人不在场的，应当在7日内依照本章规定，将行政处罚决定书送达当事人。

行政处罚决定书由承办人直接送交当事人签收。受送达人是公民的，本人不在时，交其同住成年家属签收；受送达人是法人的，应当由其法定代表人签收；受送达人是其他组织的，由，其主要负责人签收。受送达人有代理人的，可以送交其代理人签收。

受送达人应当在送达回执上注明收到日期并签字或者盖章。签收日期即为送达日期。

第四十六条　受送达人或者其同住成年家属拒收行政处罚决定书的，送达人可以邀请有关基层组织或者所在单位人员到场并说明情况，在送达回执上注明拒收事由和日期，由送达人、见证人签字或者盖章，将行政处罚决定书留在受送达人的住所，即视为送达。

第四十七条　直接送达有困难的，可以委托就近的食品药品监督管理部门代

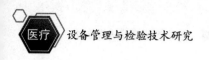

为送达或者邮寄送达。邮寄送达的，回执注明的收件日期即为送达日期。

国家食品药品监督管理总局做出的撤销食品药品批准证明文件的行政处罚，交由当事人所在地的省、自治区、直辖市食品药品监督管理部门送达。

第四十八条　受送达人下落不明，或者依据本章规定的其他方式无法送达的，公告送达。自发出公告之日起60日即视为送达。

公告送达，可以在受送达人原住所地张贴公告，也可以在报纸、电视等刊登公告。

公告送达，应当在案卷中载明公告送达的原因和经过。

第七章　执行与结案

第四十九条　行政处罚决定书送达后，当事人应当在处罚决定的期限内予以履行。

当事人确有经济困难，可以提出延期或者分期缴纳罚款的申请，并提交书面材料。经案件承办人员审核，确定延期或者分期缴纳罚款的期限和金额，报分管负责人批准后执行。

第五十条　当事人对行政处罚决定不服，申请行政复议或者提起行政诉讼的，行政处罚不停止执行，但行政复议或者行政诉讼期间决定或者裁定停止执行的除外。

第五十一条　做出罚款和没收违法所得决定的食品药品监督管理部门应当与收缴罚没款的机构分离。除按规定当场收缴的罚款外，执法人员不得自行收缴罚没款。

第五十二条　依据本规定当场做出行政处罚决定，有下列情形之一的，执法人员可以当场收缴罚款。

（一）依法给予20元以下罚款的。

（二）不当场收缴事后难以执行的。

第五十三条　在边远、水上、交通不便地区，食品药品监督管理部门及其执法人员依照本规定做出处罚决定后，当事人向指定的银行缴纳罚款确有困难的，经当事人提出，执法人员可以当场收缴罚款。

第五十四条　食品药品监督管理部门及其执法人员当场收缴罚款的，应当向当事人出具省、自治区、直辖市财政部门统一制发的罚款收据。

执法人员当场收缴的罚款，应当自收缴罚款之日起2日内交至食品药品监督管理部门；食品药品监督管理部门应当在2日内将罚款缴付指定的银行。

第五十五条 当事人在法定期限内不申请行政复议或者提起行政诉讼，又不履行行政处罚决定的，食品药品监督管理部门应当向人民法院申请强制执行。

食品药品监督管理部门申请人民法院强制执行前应当填写履行行政处罚决定催告书，书面催告当事人履行义务，并告知履行义务的期限和方式、依法享有的陈述和申辩权，涉及加处罚款的，应当有明确的金额和给付方式。

加处罚款的总数额不得超过原罚款数额。

当事人进行陈述、申辩的，食品药品监督管理部门应当对当事人提出的事实、理由和证据进行记录、复核，并制作陈述申辩笔录、陈述申辩复核意见书。当事人提出的事实、理由或者证据成立的，食品药品监督管理部门应当采纳。

履行行政处罚决定催告书送达10个工作日后，当事人仍未履行处罚决定的，食品药品监督管理部门可以申请人民法院强制执行，并填写行政处罚强制执行申请书。

第五十六条 行政处罚决定履行或者执行后，办案人应当填写行政处罚结案报告，将有关案件材料进行整理装订，归档保存。

第八章 附 则

第五十七条 本规定中的期限以时、日计算，开始的时和日不计算在内。期限届满的最后一日是节假日的，以节假日后的第一日为届满的日期：法律、法规另有规定的除外。

第五十八条 本规定中的"以上"、"以下"、"以内"，均包括本数。

第五十九条 各省、自治区、直辖市食品药品监督管理部门可以根据本行政区域实际制定本规定的实施细则。

第六十条 国家食品药品监督管理总局负责制定行政处罚所适用的文书格式范本。各省、自治区、直辖市食品药品监督管理部门可以参照文书格式范本，制定本行政区域行政处罚所适用的文书格式并自行印制。

第六十一条 本规定自2014年6月1日起施行。2003年4月28日公布的《药品监督行政处罚程序规定》（原国家食品药品监督管理局令第1号）同时废止。

第六章　自动生化分析技术

第一节　自动生化分析仪的主要特点

随着医学检验技术的发展，临床生物化学检验的许多检测项目都已经实现了自动化分析，各检查项目均可以由自动生化分析仪来完成。随着微电子技术、光学技术、计算机技术、自动化技术、系统控制技术及生物化学分析技术等相关技术的发展，自动化技术还延伸至分析前和分析后的自动化，如分析前的检验申请、样本核收、样本运输、标记、离心分离、分装和转载等，分析后的样本复合与入库保存等。

自动生化分析仪基本组成包括光学系统、恒温系统、样品反应搅拌装置和探针等，其次还有试剂、样品的条形码识别和计算机登录等。

自动生化分析仪主要特点如下。

（1）仪器具有开机自检功能，自检异常时，显示出故障提示。

（2）任选式工作方式。可以按患者次序安排试验，也可以按项目次序安排试验。

（3）检验方式及模式。单、双波长法和单、双试剂法任选。有终点法、速率法、比浊法等。

（4）仪器具有室内质控功能，可实现对现场检验结果实时监控。

（5）仪器具有断电保护功能。恢复供电后，可继续执行原运行的程序。

（6）仪器输出。项目参数、定标曲线、动态反应曲线、吸光度、浓度、酶活性、正常参考值判断结果以及质控品的检验数据和质控图。

总之，目前自动生化分析仪多具备技术领先的光路反应系统、高效便捷的自动冲洗系统、智能灵敏的液位探测系统、简易快捷的软件操作系统和检测速度快等特点。

第二节　生物化学自动分析方法

一、分析方法的种类

临床生物化学检验常用方法根据其测定的原理可分为2类。①物理方法：测定物质固有的物理特性。②物理化学方法：将所测定物质进行一些化学转化后再进行测定。自动生化分析仪的分析方法是在常规实验方法的基础上，通过引入自动化系统和计算机监控系统而实现进一步扩展。目前常用的有终点法速率法和比浊法等。

（一）终点法

终点法是实验室最常用的方法之一。反应混合物经一定时间的反应后达到反应终点，此时反应的底物和产物处于动态平衡，不再有量的改变，因此以底物或产物为基础的吸光度也不再变化。通过检测终点时的吸光度即可求出被测物质的浓度或活性的方法称为终点法，按测光点的个数不同可分为一点终点法和两点终点法。

1. 一点终点法（平衡法）

在样本中加入试剂后，反应达到平衡时测定吸光度计算待测物质浓度的方法。这类方法的特点是被测物质在反应过程中完全被转化或消耗掉，即达到反应的终点。主要用于总蛋白、清蛋白、总胆固醇、三酰甘油和血糖等项目的测定。

2. 二点终点法（固定时间法）

在反应过程中测定两个时间点的吸光度（A_1、A_2），利用两者差值（$A_2 - A_1$）计算待测物质浓度的方法。

两点法多使用于双试剂进行分析的项目，加入标本和第一试剂测定一次吸

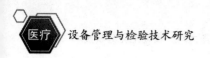

光度，加入第二试剂（启动试剂）待反应完成时测定另一次吸光度，两者的差值可消除标本内源性物质的干扰。主要用于肌酐、总胆红素、直接胆红素等项目的测定。

（二）速率法（动态法、连续监测法）

速率法是在反应过程中进行多点连续测定其吸光度，计算出单位时间内吸光度的变化量，通过吸光度的变化量计算待测物质浓度的方法。速率法由于是多点测定，故结果的准确度较高，分析速度快，这是手工操作无法实现的，因此，速率法在自动分析仪中的应用十分广泛。主要用于各种酶类（酶活性或浓度）测定。根据计算酶活性所选测光点多少不同，速率法可分为两点速率法和多点速率法。

（三）比浊法

比浊法是测定反应光源通过溶液混悬颗粒后对光透射或散射程度来计算待测物浓度的方法。自动生化分析仪常用的是透射比浊法。

二、自动生化分析仪的校准

自动生化分析仪的校准也称定标，其作用与手工操作中的校准管或校准曲线相同，都是为计算测定结果时提供比对的依据。自动生化分析仪在每个测定项目开始测试前都应进行校准，计算出校准系数，存储在计算机中为每次实验后计算样本结果时使用。校准方法一般包括线性法和非线性法。

（一）线性法

线性法又称为标准化法或K因素法，当物质的浓度和吸光度成比例时选用该方法。原理是用校准品进行反应，测定吸光度的大小或变化量，根据Lambert-beer定律（浓度=因素×吸光度）计算出因素（K）的大小，测定待测物质的吸光度，利用因素K可计算出待测物质浓度的大小或活性大小。线性法是应用量广泛的校准方法，用于常规生物化学检测项目的浓度或活性的分析。

（二）非线性法

非线性法又称为曲线拟合法，当物质的浓度和吸光度不成比例变化时选用该方法。其原理是使用多个（3~6）浓度的校准品，在选定波长测定其吸光度，利用浓度和吸光度之间的关系绘制非线性标准曲线，自动生化分析仪多采用Logit-Log等方法进行拟合计算出各常数。常用于免疫分析方法，如类风湿因子、C反应蛋白和抗链球"O"等测定。

第三节 自动生化分析仪的参数设置与性能评价

一、自动生化分析仪的参数设置

根据自动生化分析仪的开放程度将其分成封闭通道和开放通道2种。封闭通道自动生化分析仪要求使用仪器厂家的专用试剂和校准品，相应的分析参数已存储在计算机中，用户不允许更改，更不需要人为设定分析参数。开放通道自动生化分析仪对用户开放，不限定试剂和校准品的选用，对于不同厂家的检测项目试剂和校准品需要设定分析参数，参数设置是给自动生化分析仪的各步骤操作做出具体的量的规定，与手工操作中的操作规程基本相似。本节讨论的参数设置为仪器厂家允许用户根据检测项目进行更改的开放通道分析仪。常规设置的主要参数如下。

（一）波长

根据颜色反应的光吸收曲线选择最大吸收峰波长作为主波长，如果在最大吸收峰处有干扰物质，可选择次最大吸收峰波长作为主波长。为了消除干扰物质的干扰，一般设有副波长（辅助波长），选择的原则是干扰物质主波长和辅助波长处有相同的光吸收，测定时用主波长的吸光度减去辅助波长的吸光度，可消除干扰物质的干扰。

（二）温度

自动生化分析仪一般均有25℃、30℃和37℃3种温度设置，IFCC推荐选用

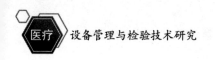

30℃，为了使酶促反应的温度和机体内温度一致，多选用37℃。

（三）分析方法

自动生化分析仪的分析方法很多，常用的有终点法、速率法和比浊法等，对于具体的分析项目操作者应结合试剂盒说明书和具体的反应原理合理地选择分析方法。

（四）样品量及试剂量

可根据试剂厂家提供的说明书设定样本量和试剂量。由于每台自动生化分析仪的反应体系（样本量+试剂量）不同，需要按两者的比例进行同时增大或缩减，防止比例过大或过小而导致的不完全反应或试剂浪费，因此应考虑它们之间的关系。通常为提高灵敏度可减少样本量或增大试剂量，提高准确度可增大样本量或减少试剂量。具体设置应注意几个方面。

（1）加样针和试剂针的最小加样量及加样范围。

（2）最小总反应体积。

（3）样品量和试剂量之比。

有的分析仪需设定样本量增量或减量，目的在于当测定结果超过线性范围时，可自动或手动重新分析检测项目。

（五）分析时间

自动生化分析仪分析时间的设定是参数设置中最重要的一项，设定的长短可直接影响结果的准确性。操作者应根据试剂盒说明书和（或）反应监测曲线合理选择和调整。例如对于一点终点法，分析时间设定为待测物质反应完全时，过早反应不完全，过迟会有更多副反应干扰测定；对于二点终点法，第一点选择为样本和第一试剂混合后或第二试剂加入前，第二点选择为第二试剂加入反应完成时，二点的吸光度之差可消除样本空白及内源性物质的干扰；对于速率法，应选择线性反应期的一段时间连续读取吸光度，一般选延滞期开始后的60～120秒为连续监测时间，测光点的个数应多于4个。在设定分析时间时应选取高、中、低3个浓度的标准液进行实验分析，观察时间－吸光度变化曲线（实时监测曲线），根据吸收率动态变化的具体数据，确定最佳的分析时间。

（六）线性判断标准

要根据实验结果选择一个适当的吸光度变化范围作为线性判断标准，当吸光度在线性范围时，可认为吸光度和物质浓度成正比。当吸光度不在线性范围时，可通过增减样品的量使其吸光度达到线性范围内。

二、自动生化分析仪的性能评价

目前，临床自动生化分析仪的规格型号很多，生产厂也很多，随着技术的革新和应用要求的变化，在性能和结构上都有了很大改进和发展。正确评价与合理选用这些仪器十分重要。下面将从实用和科学的角度介绍几个主要的评价指标。

（一）自动化程度

对一台生化分析仪来说，自动化程度越高，说明仪器功能越强。仪器的自动化程度高低取决于仪器所使用微电脑处理机的功能大小，根据仪器计算机功能的不同，自动生化分析仪一般可分为全自动和半自动2种。

全自动生化分析仪比较适合于样品量多、化验项目多、人力相对不足的综合性大医院的临床化验室应用。而对于样品数量、化验项目少的小医院或专科医院，使用半自动生化分析仪则更为合适。

（二）分析效率

这里的分析效率，系指在测定方法相同的情况下不同分析仪的分析速度。显然，分析速度取决于次测定中可测样品多少和可测项目的多少。对不同类型的分析仪，由于其结构和设计原理的不同，微机应用程序不同造成自动化程度的差异，也直接影响到分析仪的分析效率。

离心式自动生化分析仪采用同步分析原理设计，测定中所有样品的混合、反应及比色几乎同时进行。

另外，其加样部分与分析部分又可各自独立工作，在一批样品分析的同时，可进行另一批样品的加样，节约了时间。因此，这类分析仪的分析速度快于其他类型。当然这也不是绝对的，当样品很少，甚至只有一个样品时，为了保持离心机的平衡，也必须在转头的空槽中用蒸馏水——加入方可。这样分析显然还

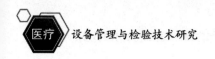

不如用半自动的分析仪，后者更快一些。

除此之外，仪器的寿命、仪器携带污染程度、仪器的维修保养方式和途径、测定所需样品和试剂的数量，以及配套试剂盒的供应等，特别是仪器的性能价格比，在选用时都应一并考虑，使选用的分析仪能够物尽其用，且又经济实惠，能够取得最大的效益。

第四节　自动生化分析仪质量保证与维护保养

为了使用自动生化分析仪获得良好的分析质量，必须建立完善的质量管理体系，会正确使用分析仪，能为仪器提供合适的工作环境和相关配套的设施，注意仪器的维护保养，保证仪器处于最佳状态。

一、正确安装与合适的工作环境

不同类型和规模的分析仪安装要求各不相同。半自动生化分析仪的安装比较简单，与普通分光光度计的安装差不多，并允许用户搬动。干片式和功能单一的非模块组合式生化分析仪的安装相对简单，模块组合式的生化分析仪安装最为复杂，但均由厂家工程师负责安装，安装完毕后不允许用户自行挪动。

全自动生化分析仪要求安装的空间足够大，地面承重能力好，放置仪器的实验室需确保良好通气，同时尽量避开尘埃与飞絮较多的环境并避免阳光直射。对于计划逐步实现全实验室自动化的实验室，还应充分考虑与样本前处理系统和本室其他分析仪之间的衔接。应注意避免接触化学腐蚀品和电磁波的干扰，确保近距离范围内无任何高频电气设备并将仪器接到电阻不超过10Ω的地线之上；安装环境应配备冷暖型的空气调节器，保证工作的环境温度在18~25℃，为避免湿度过大，应配备除湿机，一般控制湿度在45%~85%；采用UPS电源并确保电压稳定而不产生剧烈波动，通常国产分析仪一般使用220V的电源，有些进口仪器需使用110V的电源，此时需要合适的变压和稳压装置。最好通过专门的电源供电，以免使用其他电器带来的仪器"噪声"。应配置不间断电源，为试剂室提供恒定的冷藏温度，同时防止突然断电和通电对仪器带来的冲击和损坏仪器及影响测定结果。

二、纯水处理系统

生化分析仪的所有用水均应为符合标准的纯水，应给分析仪配备专门的纯水处理系统，尽量采用蒸馏水或离子交换水，如要使用纯净水，应首先确保其水质合格，通常以电导率低于$1\mu s/cm$为宜，因为水质将直接影响结果的准确性，尤其是需做电解质和钙、磷、镁等无机离子测定的分析仪，对水质的要求更为严格。同时需定期进行水机配件的更换并检查水质量。最后，需时刻注意保持仪器内部供水水箱、过滤网、分析仪管道及反应槽等的清洁，进行清洗的过程中应拔去电源以防止大量气泡的产生并造成报警。

三、仪器操作

正确操作分析仪是分析质量的保证，又是延长仪器寿命的可靠方法。新购置分析仪后，所有的操作人员均应培训才可上岗，般在安装调试后由厂家工程师和技术支持人员培训相关操作者。每台分析仪最好配备1~2个专门负责人，负责人应对仪器的原理与基本构造比较熟悉，并结合本实验室实际，编写仪器操作的标准操作程序（SOP文件）。在SOP文件中不仅应包括常规操作步骤，还应包括使用中可能出现的常见问题及相应的解决方案，对于一般报警，操作人员可通过查阅SOP文件进行解决，对于不能自行解决的故障，应请厂家派技术人员进行维修。

四、维护与保养

在仪器的使用过程中，应定期维护和保养，并做好相应保养记录，保证分析仪处于最佳工作状态。不同分析仪的维护保养具体要求不一定完全相同，但也有很多共同之处。对于维护保养的周期来说，一般包括每日、每周、每月、每季、每半年和每年执行的程序。对于维护保养的内容来说，主要包括常规的清洗与易损部件的检查和更换及一些特殊性能的检查，常见内容有反应杯的清洗与空白杯检查，经反复清洗或人工清洗后空白杯仍较高的反应杯应予更换；检查加样针和试剂针的吸液位置是否正确、吸液量是否准确、是否有堵孔现象；检查灯泡的亮度是否符合要求，光路是否畅通；各管道应保持畅通并进行定期的清洗和更换，必要时应拆卸后用专用工具疏通。坚持做好运行日志，全自动生化分析仪为检验科的大型精密仪器之一，对此类仪器更应详细记录其每日运行日志，尤其是在当仪器发生故障时，良好的运行日志记录可在很大程度上为故障原因的排出提供参考依据，以此确保在故障出现后的最短时间内将其排除。另外，平时还应定期对仪器进行性能检测试验与检测工作，同时也应做好此方面工作的日志，以便日后核查。

第七章　酶学分析技术

在人体内的各种代谢途径中，都离不开酶的催化作用。无论酶编码基因的异常引起体内酶量的异常，或酶活性的改变及组织细胞病变导致酶分布的异常等，均与某些疾病的发生密切相关；同时由于酶的高效性、高特异性及反应条件温和及安全、适合自动化分析等特点，利用酶促反应分析体内各种代谢物的含量也越来越广。因此酶学分析在临床诊断上具有重要意义。

第一节　概　述

一、酶的概念及特征

酶是由活细胞合成的在体内外均具有高效催化作用的生物催化剂，酶的本质为蛋白质，但现在发现核酸也具有酶的活性。

酶作为催化剂，除与一般的催化剂具有共同的特点之外，还有其自身的作用特点，即具有高的催化效益、高的特异性、高的可调性及高的不稳定性。

酶和一般蛋白质的结构一样，具有一、二、三级结构，甚至四级结构，根据其结构和功能可分为单体酶、寡聚酶、多酶复合体及串联酶；根据其分子组成可分为单纯酶和结合酶。

与酶活性密切相关的部位是酶的活性中心。酶催化作用的机制是能显著地降低反应的活化能。酶存在多种催化作用机制，主要是酶和底物诱导契合形成酶–

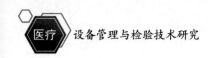

底物复合物，通过邻近效应和定向排列、张力作用、多元催化及表面效应等使酶活化能降低，从而使酶促反应高速进行。

二、血清酶的来源

根据酶的来源及其在血浆中发挥催化功能的不同，可将血清酶分为血浆特异酶和非血浆特异酶两大类。

（一）血浆特异酶

血浆特异酶是血浆蛋白的固有成分，在血浆中发挥特定的催化作用，也称为血浆固有酶。如凝血酶原、凝血因子（X、Ⅷ、Ⅶ）、纤维蛋白溶解酶原（纤溶酶原）等凝血因子及纤溶因子等，还有胆碱酯酶、铜蓝蛋白、脂蛋白脂肪酶等。它们大多数由肝合成，多以酶原形式分泌入血，在一定条件下被激活，从而引起相应的生理或病理变化。当肝功能减退时，血浆中这些酶的活性降低。

（二）非血浆特异酶

非血浆特异酶在血浆中浓度很低，通常不发挥催化功能。它们又可分为2种。

1. **外分泌酶**

由外分泌腺合成并分泌进入血浆的酶，如唾液和胰淀粉酶、胰脂肪酶、胃蛋白酶、胰蛋白酶和前列腺酸性磷酸酶等。它们在血浆中很少发挥催化作用，在血液中的浓度与相应分泌腺体的功能有关。

2. **细胞内酶**

存在于组织细胞内催化物质代谢的酶类。随着细胞的更新，可有少量酶释放入血液，在血液中无重要的催化作用。按其来源可分为以下2种。

（1）一般代谢酶：无器官特异性。

（2）组织专一性酶：有器官特异性。这类酶在细胞内外浓度差异很大，病理情况下显著升高，常用于临床诊断。如转氨酶、乙醇脱氢酶、γ谷氨酰转移酶等，主要存在于肝，其在血液中浓度异常时，能较特异地反映肝细胞的病变。

三、血清酶病理改变机制

疾病时影响血清酶的因素很多，主要机制如下。

（一）酶合成异常

（1）合成减少。血浆特异性酶合成下降，是引起血液中酶变化的重要因素，这些酶大多数是在肝内合成，当肝功能障碍时酶浓度常下降。酶基因的变异也可引起特定酶减少或消失。

（2）合成增多。细胞对血清酶的合成增加或酶的诱导作用均可引起血清酶活性升高。在增生性疾病如骨骼疾病时，因成骨细胞增生，合成分泌更多的ALP而使血清中此酶活性升高。此外，如乙醇、巴比妥类、杜冷丁类药物可诱导肝GGT的合成，血清中该酶的活性也会相应升高。

（二）酶在细胞外间隙的分布和运送

细胞中酶有3种途径进入血液。
（1）血管内皮细胞和血细胞的酶直接进入血液。
（2）酶可同时进入血液和组织间隙，再从组织间隙入血。
（3）大部分酶是先进入组织间隙后再入血。
这些因素都会影响酶进入血液的时间和升高的程度。

（三）血液中酶的清除

不同疾病时不同的酶从血液中清除的时间不同，同一疾病不同酶恢复正常的时间也不一样，这可能与酶的半衰期以及一些其他因素有关。血液中常见酶的半衰期：AST为（17±5）h，ALT为（47±10）h，GLD为（18±1）h、LDH为（113±60）h、LDH为（10±2）h、CK约为15h、CK-MB为（12±4）h。因此不难理解为什么在急性肝炎恢复期时AST先于ALT恢复正常，也很好解释在AMI时CK-BB持续时间最短，因其半衰期最短，而LDH因其半衰期长达100余小时，持续时间最长。

对于小部分相对分子质量小于60 000的酶，如AMY可以从肾小球滤过一部分，从尿中排出，肾严重疾病时AMY升高也说明了这一点。但对于大多数酶而

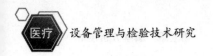

言，这种清除机制显然是不存在的。应该说，很多疾病时血清酶增高的机制是多方面的，常常是上述多种因素综合作用的结果。

第二节　酶活性测定技术

体液中酶活性的测定是临床生物化学检验的重要内容，其测定分为两大类：绝对定量法和相对定量法。绝对定量法即酶量直接测定法，是将酶作为一种蛋白质对其酶蛋白进行定量测定的方法；相对定量法即酶活性间接测定法，是将酶作为一种催化剂对其催化反应速率，也就是酶活性进行定量以间接代表酶含量的测定方法。正常人体液中酶的含量极微，所以直接测定其含量非常困难。临床常用相对定量法进行酶学检验。

一、酶活性测定的基础知识

（一）酶活性

酶活性是指酶催化反应的能力，即酶促反应的速率。一般是根据规定条件下，在单位时间内酶促反应中底物的减少量或产物的生成量来计算酶活性的高低。

（二）酶活性单位

海活性单位是指在一定条件下，酶促反应达到某一速率时所需的酶量。它是一种人为规定的标准，有3种表示方法：惯用单位、国际单位和Katal单位。

1. 惯用单位

它是酶活性测定方法的建立者所规定的单位，常以方法建立者的姓氏来命名。如测定碱性磷酸酶（ALP）的金氏单位（King）、氨基转移酶的卡门氏单位（Karmen）等。由于各单位定义不同，参考值差别大，难以进行相互比较，不便于临床实际工作，现在临床中已很少应用。

2. 国际单位

在1961年国际生化学会酶学委员会建议使用国际单位，即在规定条件下（25℃，最适pH及最适底物浓度）每分钟催化1mol底物转变为产物的酶量，为1.1U或1U，1U=1μmol/min，规定的25℃给实际操作带来不便，1965年规定为30℃，1972年取消了对温度的限制。为了与人体实际情况接近，加快反应速率，反应温度大都选择37℃。

3. Kata单位

在规定条件下，每秒钟转化1mol底物的酶量为1Katal。1Katal=1mol/s。由于Katal单位对血清中的酶量而言太大，故常用μKatal或natal单位表示。U与Katal的换算关系：1U=16.67natal，1Katal=60×10⁶U。

临床上测定的是酶的活性浓度，而不是酶的绝对量。酶活性一般是采用每单位体积样品中所含的酶活性单位数表示。国际单位用1U/L或U/L表示。

用连续监测法进行酶活性测定时，不需要做标准管或标准曲线，常根据摩尔吸光系数（ε）计算酶活性摩尔吸光系数（ε）的定义为：在特定条件下，一定波长的光，光径为1cm时，通过浓度为1.0molL的吸光物质时的吸光度。例如用连续监测法测定在线性范围内每分钟吸光度的变化（$\Delta A/\Delta t$），以U/L表示酶活性时，则可按公式（7-1）进行计算

$$\text{酶活性（U/L）} = \frac{\Delta A}{\Delta t} \frac{V \times 10^4}{\varepsilon v L} \tag{7-1}$$

式中：V为反应体系体积（ml）；为ε摩尔吸光系数（L（cm，mol））；v为样品体积（m）；L为比色皿光径（cm）：$\Delta A/\Delta t$为每分钟吸光度变化：10^4为将mol换算成μmol。

酶活性具有临床可比性，多数情况下被不严格地称为酶活性单位或酶活性。

（三）酶促反应进程

将酶促反应过程中测得的产物生成量或底物的消耗量对反应时间作图，可得到一条曲线，称为酶促反应进程曲线。

酶促反应进程可分为3个阶段：延滞期、线性反应期和非线性反应期生物化

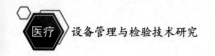

学检验。

1. 延滞期

由于各种因素的影响，酶促反应的初始速率比较慢，这段时间称为延滞期。经过一段时间后，反应速率加快并达到最大，一般来说，延滞期从数秒至数分钟，通常为1～3分钟。

2. 线性反应期

酶促反应速率达到并保持恒定速率进行反应的时期。此时，反应速率不受底物浓度的影响，只与酶活性成正比，该反应阶段称为零级反应期；由于底物消耗量或产物生成量与时间呈线性关系，而单位时间内的变化速率恒定不变，故又称线性反应期。线性反应期酶活性与反应速率成正比，是酶活性测定的最佳时期，一般为1～5分钟。

3. 非线性反应期

随着反应时间的延长，底物消耗越来越明显，酶促反应速率明显下降，偏离线性期而进入非线性反应期。此时，反应速率与底物浓度[S]成正比，称为一级反应期。如果反应速率受2种或2种以上底物浓度的影响，则反应可为一级、二级反应或多级反应。因产物[P]与时间t不呈线性关系，又称为非线性反应期。此时酶促反应速率不再与酶活力成正比。

要准确测定酶活性，必须了解不同酶反应速率和时间的关系，找出酶促反应速率恒定的时间，避开延滞期、非线性反应期，以保证结果的准确性。

二、酶活性测定方法

按照酶促反应时间的不同，可将酶活性的测定方法分为两大类：固定时间法和连续监测法。

（一）固定时间法

固定时间法简称定时法，是指测定酶与底物作用一段时间后产物的生成量或底物的减少量，进而求取酶活性的方法。这种方法一般是使反应进行到一定时间，然后加入强酸、强碱、蛋白质沉淀剂等终止酶促反应，加入试剂进行化学反应呈色测出底物和产物的变化。此方法又称为"终点法""两点法"等。该法最基本的一点是停止反应后才测定底物或产物的变化。定时法的优点是对试剂要求不高，简单易行。

由于测定时酶促反应已被终止，所以比色时所用仪器不需要恒温装置，显色剂的选择也可不考虑其对酶活性的影响。缺点是难以确定反应时间段酶促反应是否处于线性反应期（零级反应），而随着保温时间的延续，酶变性失活可能性增加，故难以保证测定结果的精准。利用该法测定酶活性浓度，必须了解酶促反应速率与时间的关系，先做预试验，确定线性反应期后进行测定，避开延滞期和非线性反应期，防止引起较大误差。

（二）连续监测法

连续监测法又称为动力学法或速率法。它是指在酶促反应过程中，用仪器监测某一反应产物或底物浓度随时间的变化所发生的改变，求出酶反应初速率，进而计算出酶活性的方法。这种方法的优点是方法简单，无须停止酶促反应，不需要添加其他呈色试剂，就可根据连续测得的数据，将多点测定结果连接成线，很容易找到成直线的区段，从而观察到整个反应过程，选择线性反应期来计算酶活性，结果更准确。

连续监测法要求准确地控制温度、pH值等反应条件，要求检测仪器具有恒温装置及自动监测功能，半自动和自动生化分析仪都能达到这些要求。实际工作中，采用工具酶的酶耦联法已经成为应用量广、最频繁测酶活性的方法。

三、代谢物酶法测定

代谢物酶法测定的优点：酶促反应温和，试剂盒适用于自动生化分析；有较高的准确度、精密度、灵敏度和测定线性范围。

（一）工具酶

工具酶是指在酶学分析中作为试剂用于测定底物浓度或待测酶活性的酶。常用酶耦联体系测定，工具酶包括指示酶和辅助酶。工具酶主要来自动植物组织的提取及微生物发酵工程，如脲酶来源于豆类种子，过氧化物酶（POD）来源于辣根，乳酸脱氢酶（LDH）来源于心肌，胆固醇氧化酶（COD）来源于链霉菌等。现在则主要依赖于微生物发酵工程获得。微生物发酵工程包括高产酶菌的筛选、放大培养及酶提取纯化3个步骤。

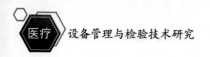

（二）单酶反应和酶耦联反应测定

代谢物酶法测定时，按所需酶的数量可分为单酶反应和酶耦联反应。

1. 单酶反应测定

它是利用一种酶催化代谢物进行酶促反应，在不终止酶促反应的条件下直接根据底物或产物的理化特性的变化以测定酶的活性，常称为直接法。以分光光度法应用量为广泛。

2. 酶耦联反应测定

在酶活性测定时，如果底物或产物不能直接测定或难于准确测定，可采用酶耦联法测定，即在反应体系中加入一个或几个工具酶，将待测酶生成的某一产物转化为新的可直接测定的产物，从而达到检测目的。当加入酶的反应速率与待测酶反应速率达到平衡时，可以用指示酶的反应速率来代表待测酶的活性。最简单的酶耦联反应模式如下。

$$A \xrightarrow{E_x} B \xrightarrow{E_i} P$$

E_x为待测酶，A为底物，B为中间产物，E_i为指示酶，P为可直接测定的产物。如果一些酶促反应找不到合适的指示酶与其直接耦联时，可在始发反应和指示反应之间加入另一种酶，将两者连接起来，此反应为辅助反应。模式如下。

$$A \xrightarrow{E_x} B \xrightarrow{E_n} C \xrightarrow{E_i} P$$

式中B、C都为中间产物，E和E都为工具酶，按其作用不同，E称为辅助酶，E称为指示酶，这种酶促反应系统称为酶耦联体系。

（三）常用指示酶及指示反应

生物化学检验中最常用的耦联指示系统有2个。

1. 过氧化物酶指示系统

利用较高特异性的氧化物酶产生过氧化氢（H_2O_2），再加入氧化发色剂如4-氨基安替比林（4-AAP）和酚生成红色醌亚胺化合物进行比色，即临床实验室常用的Trinder指示反应；如葡萄糖氧化酶法测葡萄糖、胆固醇氧化酶法测血清总胆固醇、磷酸甘油氧化酶法测血清三酰甘油等均采用此指示系统。

$$2H_2O_2+4AAP+酚\xrightarrow{POD}醌亚胺（红色）+4H_2O$$

2. 脱氢酶指示系统

利用氧化还原酶反应使其连接到NAN（P）NAD（P）H的正/逆反应后，因NAD（P）H在340mm处有吸收峰，故可通过紫外分光光度法直接测定NAD（P）H的变化量，如速率法测定血清丙氨酸氨基转移酶、碱性磷酸酶等；也可利用365nm波长的紫外光激发NAD（P）H，使其发射460nm强烈荧光进行测定。

$$P+NAD（P）H^+\Leftrightarrow HPH_2+NAD（P）^+$$

3. 常用工具酶

常用的工具酶有氧化还原酶类、转移酶类和水解酶类，见表7-1。

表7-1　常用工具酶的名称及其缩写符号

名　称	缩写符号	名　称	缩写符号
乳酸脱氢酶	LDH	己糖激酶	HK
苹果酸脱氢酶	MDH	肌酸激酶	CK
葡糖6-磷酸脱氢酶	G-6-PH	内酮酸激酶	PK
谷氨酸脱氢酶	GLDH	甘油激酶	GK
葡萄糖氧化酶	GOD	脂蛋白脂肪酶	LPL
胆固醇氧化酶	COD	胆固醇酯酶	CHE
磷酸甘油氧化酶	GPD	脲酶	
过氧化物酶	POD	肌酐酶	

四、影响酶活性测定的因素

血清酶活性测定所选择的方法和条件等都应是酶促反应的最适条件，测定酶活性的标本都是液体，除待测酶外，还存在着其他各种酶和物质，在实际测定中可能会出现一些不良反应或旁路反应，对测定产生干扰。

（一）标本及标本采集和处理因素

可能存在的影响因素如下。

1. 溶血

最重要的影响是红细胞（RBC）内酶的大量释出。大部分的酶在细胞内外浓度差异明显，其活性通常远高于血清。如RBC内的1DH、AST和ALT活性分别较血清中高100、15倍和7倍左右。RBC释放的Hb在300～500mm可见光波段能使吸光度明显升高，干扰分光光度计的测定。有些酶要及时测定，如血细胞被分离后，因血中CO_2丧失极快，可使pH在15分钟内由7.4增至8.0，对碱性敏感的ACP活性会急剧下降。

2. 抗凝药

临床上除非测定与凝血或纤溶有关的酶，一般都不采用血浆而用血清作为首选测定标本。大多数抗凝药都在一定程度上影响酶活性，EDTA、草酸盐和枸橼酸（柠檬酸）盐等抗凝药，它们为金属离子螯合剂，可抑制需要Ca^{2+}的AMS，也可抑制需要Mg^{2+}的CK和5′核苷酸酶（5′–NA）。肝素是一种黏多糖，是对酶活性影响最小的抗凝药，对ALT、AST、CK、LDH和AC无影响，适于急诊时迅速分离血浆进行测定。要注意的是它可使GGT升高。

3. 温度

要及时检测，低温储存。大部分酶在低温中比较稳定，因此当天不能测定时，应在血清分离后置冰箱中冷藏。表7-2是常用酶在不同温度储存的稳定性。

表7-2　常用酶在不同温度储存的稳定性（活性变化<10%）

酶	室温（25℃）	冷藏（0～4℃）	冰冻（-25℃）
ALD	2天	2天	不稳定
ALT	2天	5天	不稳定*
AST	3天	1周	1月
ALP	2～3天	2～3天	1月
GGT	2天	1周	1月
CHE	1周	1周	1周
LAP	1周	1周	1月
CK	1周	1周	1月
LDH	1周	1～3天§	1～3天§

（续表）

酶	室温（25℃）	冷藏（0~4℃）	冰冻（-25℃）
AMY	1周	7月	2月
LPS	1周	3周	3周
ACP	4小时*	3天	3天#
5-NT	1天	1周	3月

注：*表示酶不耐融化；§表示与同工酶类型有关；※表示标本未酸化；#表示标本加枸橼酸或醋酸至pH=5

4. 不良反应

酶促反应体系中，除待测酶反应外，其他非待测酶和物质引起的干扰待测酶测定的反应NAD（P）H是目前使用量多的指示反应物质。体内存在数以百计的氧化还原酶，它们的辅酶很多是一致的。若存在内源性代谢物，必然会相互干扰。比如酶耦联法测ALT，由于反应体系中含有大量NADH和LDH，可与血液标本中所含丙酮酸反应，引起340mm波长处吸光度下降，从而引起ALT活性测定误差。此影响可通过加入不良反应抑制药，或对样品进行预处理等方法给予排除。

（二）试剂及方法学因素

常见的影响因素如下。

1. 定时法与连续监测法的选用

在条件许可的情况下，应尽可能全部采用连续监测法，少用或不用定时法。连续监测法可以选择线性反应期的反应速率来计算酶活性，测定结果可靠，是首选的方法。但该方法仪器要求相对较高，在基层单位，某些酶采用定时法测定也可以得到比较准确的结果。ALP酶活性的测定，如加做样品空白，两法的结果准确性相当。

2. 检测底物或检测产物的选择

取决于哪个更方便、测定的结果更准确。通常原则是选择测定产物的生成量而不是底物的消耗量。反应时底物浓度高，反应时间短，这也是淀粉酶的碘淀粉比色法逐渐被色素源底物法取代的原因之一。除部分测定NADH减少可以看成测底物的消耗量外，已很少有采用测定底物消耗量的项目。

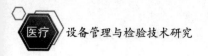

3. 底物启动模式与样品启动模式的选择

底物启动模式（IFCC推荐采用）是指样品先与缺乏某种底物的试剂1预孵育一定时间后，再加入含有这种底物的试剂2，开始启动样品中的待测酶的酶促反应。其优点是在待测酶酶促反应开始之前，可以除去某些干扰物，包括内源性干扰物和外源性干扰物。这种模式需要双试剂剂型。样品启动模式是指反应所需的试剂先混合在一起，然后加入样品，依靠样品中的待测酶来启动酶促反应。只在延滞期去除部分干扰物。这种模式可采用单一试剂剂型。

4. 正向反应与逆向反应的选择

一般根据测定底物或产物的难易程度来决定。除原则上选择对底物亲和力大、酶转换率高的方向外，还应考虑内源性干扰、底物价格和稳定性等诸多因素。例如，CK的测定普遍采用逆向反应，因其逆向反应速率是正向反应速率的6倍，而且受影响因素少。但是，对LDH测定的选择目前尚有争议。国内多采用正向反应（L→P从乳酸到丙酮酸），与IFCC在2001年发表的操作手册一致。理由是正向反应有利于LDH的活性表达，对急性心肌梗死有更高的诊断灵敏度，同时试剂成本低廉、稳定性好。而国外常用方法曾是逆向反应（P→L），理由是其反应速率是正向反应的3倍，成本也较低。

5. 试剂的干扰作用

（1）试剂酶的污染：组织匀浆中往往含有NADH-细胞色素C还原酶，它将干扰各种还原酶的测定。

（2）底物的非酶反应：很多硝基酚的酯类衍生物在水溶液中不稳定，放置一段时间可自行水解释放出硝基酚，如碱性磷酸酶（ALP）测定。

这些干扰可以通过试剂空白管检出并加以校正，并注意选购IFCC或中华医学会检验医学分会推荐的方法和质量好的试剂。

（三）仪器因素的影响

仪器本身性能好坏对测定结果是有影响的，可能的因素如下。

1. 加样系统

加样的准确性、重复性和携带污染。

2. 反应系统

（1）反应杯的形状、表面和携带污染可影响数据的准确。

（2）反应杯和反应槽温度的准确性、波动范围。

（3）搅拌和清洗机构的效果和携带污染。

3. 检测系统

光度计的准确性、重复性、线性范围和杂散光等均会造成结果的偏差。

在日常工作中，除常规做好仪器和设备的正确使用和维护外，重点应注意仪器的校准问题。

（四）测定条件与参数设置

酶活性测定时，最适条件包括：合适的底物和最适底物浓度，理想的缓冲液种类和最适离子强度，反应液的最适pH，最适反应温度，合适的辅因子、激活剂浓度。若是酶耦联反应，还需要确定指示酶和辅助酶的用量，合理的测定时间，包括延滞期尽量短暂，有足够的线性反应期，合适的样品与反应试剂的比例，足够的检测范围，尽量去除各种抑制药等。

1. 反应温度

目前常规实验室越来越多的使用37℃，这更多的是从实际工作方便来考虑。

1986年以前，IFCC推荐酶活性测定的温度是30℃，纯镓的熔点为29.77℃，镓作为此温度的基准物质，保证了测定仪器在30℃的高度准确性。

2001年，IFCC正式发表了37℃下检测酶催化活性浓度的IFCC一级参考方法操作手册和参考制品认可系统，包括CK、LDH、ALT、AST、GGT 5个酶在内。

2. 延滞期、线性反应期的确定

延滞期可以因酶在样品中所存在的介质不同而略有差别，原因可能是存在内源性干扰物，也可能是存在一些抑制剂。确定原则是多观察浓度不等、病理情况不同的标本，选择延滞期最长者作为确定值。

线性反应期的确定，离不开酶浓度的可测上限，因为酶浓度越高，在同样时间内消耗底物越多，产生产物越多，底物的不足和产物的抑制将导致非线性反应期的提前到来。

线性反应期多长才符合要求呢？主要视读数次数和读数间隔来决定，为了计算非线性度，按最小二乘法的计算要求，读数次数应不少于4次，读数间隔按一般仪器要求30秒就足够了，线性反应期在2分钟以上即可。中华医学会检验医学分会规定酶活性测定线性反应期不短于2.5分钟。其测得酶活性的最高浓度就是

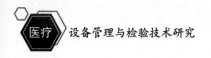

该法的线性范围上限。

第三节　酶质量测定技术

严格来说，酶浓度是指酶分子的质量浓度，常以酶蛋白浓度来表示。人体液中的酶有数百种，除LPS（脂肪酶）、LCAT（卵磷脂胆固醇脂酰转移酶）、ChE（胆碱酯酶）、CER（铜蓝蛋白）外，大多数酶的含量在μg/L级水平甚至更低。因此，酶活性的测定是目前主要测定方法。20世纪70年代以后，随着新技术特别是免疫学技术的发展，酶的定量分析技术中出现了许多利用酶蛋白的抗原性，通过抗原抗体反应直接测定酶蛋白质量的新方法，直接用质量单位ng/ml、μg/L来表示酶含量的高低。

一、免疫学方法测定酶质量的特点

国内外曾使用电泳法、色谱法、免疫化学法等测定酶浓度，其中以免疫化学法应用较广。免疫化学法是利用酶蛋白的抗原性，制备特异性抗体后用免疫学方法测定酶浓度。用于酶浓度测定的免疫化学方法有：免疫抑制法、免疫沉淀法、放射免疫测定（RIA）、化学发光免疫测定（CLIA）、酶免疫测定（EIA）、荧光酶免疫测定（FEIA）等。其中，前2种方法可用于酶活性测定，其他方法则用于酶蛋白浓度测定。例如，如免疫抑制法测定CK-MB的活性、免疫沉淀法（单向扩散法）法测定超氧化物歧化酶（SOD）的活性：RIA测定胰蛋白酶和弹性蛋白酶浓度、CLIA测定CKMB的浓度、ELISA测定神经元特异性烯醇化酶（NSE）浓度等。

（一）免疫学方法测定酶质量的优点

（1）酶是蛋白质，易变性失活，免疫法测定其含量基本不受变性影响。

（2）灵敏度高，灵敏度达到ng/L级至μg/L级的水平，能测定样品中用原有其他方法不易测出的少量或痕量酶。

（3）特异性高，几乎不受体液中其他物质，如酶抑制药、激活药等的影响，不受药物的干扰。

（4）能用于一些不表现酶活性的酶蛋白的酶测定，如各种酶原或去辅基酶蛋白，或因遗传变异而导致合成无活性的酶蛋白，以及失活的酶蛋白等。

（5）在某些情况下，与酶活性测定相结合，计算免疫比活性，能提供更多的具有临床应用和研究价值的新的资料和信息。

（6）特别适用于同工酶的测定。

（二）免疫学方法测定酶质量的不足

酶的免疫化学测定也有其局限性。主要表现如下。

（1）要制备足够量的提纯酶作为抗原和具有免疫化学性质的抗血清常常是很困难的，而且工作量很大。

（2）测定步骤多，操作烦琐。

（3）测定成本高。因此，必须熟练掌握免疫化学技术，掌握抗原抗体复合物形成的最佳条件，不断降低成本，这样才能既保证测定结果准确，又能在临床广泛推广使用。

二、酶活性与酶质量变化的不平行

酶活性和酶质量变化在不少情况下是互相平行的，但在一些情况下可以出现不一致。比如，有学者研究发现，在急性心肌梗死（AMI）时比较测定CKMB活性与RIA法测定CK-MB质量的结果，发现两者之间存在着不平行关系，CKMB活性升高持续时间较短，为3天左右，而CKMB质量升高持续时间却在7天左右。因此，在检测心肌坏死测定CK-MB的方法中，免疫学方法测定酶质量的结果诊断价值明显优于其他的测定酶活性的方法。

用免疫学方法测酶质量和经典的测酶活性方法相比，可能测定一些以前不易测定或测定条件不易掌握的酶，有可能为临床上的应用提供新的资料和信息，这是其更为有意义的方面。

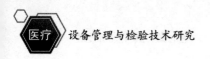

第四节　同工酶测定

一、同工酶的概念

同工酶是指催化的化学反应相同，酶蛋白的分子结构、理化性质及免疫学性质不同的一组酶。这类酶存在于生物的同一种属或同一个体的不同组织，甚至同一组织或细胞中。目前已知的同工酶有百余种，临床上常进行测定的同工酶有 LDH、CK、ALT、AST、AMY、ACP等。同工酶的分布除了具有组织器官特异性外，在同一细胞的不同细胞器中也有不同的分布，这对于提高疾病的诊断有重要意义。

某些酶或同工酶从组织进入体液后，可进一步分为多个不同的类型，即"同工酶亚型"，是指基因在编码过程中由于翻译后修饰的差异所形成的多种形式的一类酶。表7-3列出了人体较重要的一些同工酶。

表7-3　人体几种重要的同工酶

酶	中文名称	同工酶种类	相关疾病
CK	肌酸激酶	CK-BB，CK-MB，CK-MM（CK1、CK2、CK3）	心肌梗死、肌病、颅脑损伤、肿瘤
LDH	乳酸脱氢酶	LDH1，LDH2，LDH3，LDH5，LDH5	心肌梗死、肌病、肺梗死、肝病、肿瘤
ALP	碱性磷酸酶	肝型，小肠型，骨型，胎盘型，肾型	肝胆疾病、骨病、妊娠、结肠炎、肿瘤
ACP	酸性磷酸酶	红细胞型，前列腺型，溶酶体型	前列腺癌、血液病、骨肿瘤
GGT	γ谷氨酰转移酶	γ-GT1，γ-GT2，γ-GT3，γ-GT4	肝癌、梗阻性黄疸
AMY	淀粉酶	P-AMY（P1，P2，P3），SAMY（S1，S2，S3，S4）	急、慢性胰腺炎，腮腺炎

（续表）

酶	中文名称	同工酶种类	相关疾病
ALT	丙氨酸氨基转氨酶	ALTs，ALTm	心肌梗死、肝病
AST	天冬氨酸氨基转移酶	ASTs，ASTm	心肌梗死、脑损伤、肾病、肌病
GST	谷胱甘肽转移酶	GST1，GST2，（GST-α），GST（GST-μ）；GST4和GST5（GST-π）	肺癌、肝炎
ALD	醛脱氢酶	ALD-A，ALD-B，ALD-C	肝癌、肝炎、神经细胞癌
NAGN	乙酰-β氨基葡萄糖苷酶	NAG-A，NAG-B，NAG-1	肝病、肾病

二、同工酶的测定方法

临床酶学分析的检测样品主要对象是各种体液，一般不需提纯处理。临床同工酶的分析大致可分为两步，即首先精确地分离出某种酶的各同工酶组分，然后测定酶的总活性和各同工酶或亚型组分的活性。同工酶及其亚型一级结构的不同使其在理化性质、催化活性、生物学性质等方面存在明显的差异，根据这些差异可利用各种物理或化学的方法将其分离测定。目前对于同工酶的分离鉴定主要有以下几种方法。

（一）电泳法

在分析同工酶的所有方法中，电泳法最为常用。此法一般不破坏酶的天然状态，而且简便、快速、分离效果好。以往多用醋酸纤维素薄膜作为电泳支持介质，目前多用有配套试剂盒的自动化电泳分析系统，以分辨率更高的琼脂糖凝胶作为支持介质，采用高压或常压电泳进行各种同工酶及其亚型的分离与鉴定。此外，还可采用聚丙烯酰胺凝胶、等电聚焦、毛细管电泳等技术进行分析。电泳法的测定步骤主要包括区带分离、活性显色和定量检测。

1. 区带分离

与其他蛋白质电泳相似。

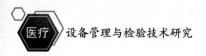

2. 活性显色

利用酶活性的测定原理，选择合适的显色系统使区带呈色。常用的显色染料有偶氮染料和四唑盐等。

（1）偶氮染料：属于离子型化合物。如固蓝B、固蓝BB等可生成深蓝色、紫色等难溶于水的重氮化合物。如ALP、GGT等同工酶的测定。

（2）四唑盐：属于电子传递染料，起着受氢体的作用，如将硝基四氮唑蓝还原成不溶性紫红色的甲䐶。如LDH同工酶的测定。

也有用荧光染料，将人工合成的荧光色素原底物（荧光染料）经水解酶类反应后产生荧光，如ALP等同工酶的测定。

3. 定量检测

现多用扫描定量，显色后的区带用分光光度计或荧光计扫描进行定量分析。用电泳法测定同工酶时，若区带数与同工酶数不一致时，应特别注意巨分子酶的存在。酶与体内的清蛋白、免疫球蛋白等形成复合物，如CK-BB-IgG、CK-MM-IgA、LD-IgA等，则出现新的电泳区带。所以，当患者同工酶图谱与同工酶数不一致时，甚至某一同工酶高于总酶活性，与临床症状不吻合，此时要特别警惕血样中可能有巨分子酶的存在，最好用其他方法如免疫法再测定同工酶，以免出现酶测定结果的错误造成的临床误诊。

（二）色谱法

常用的色谱法是柱色谱，如用离子交换色谱、亲和色谱及凝胶色谱等。色谱法是利用同工酶相对分子质量大小不同、所带电荷多少不同，以及受某些离子交换剂吸附的强弱程度不同来进行分离鉴定的方法。此操作方法费时烦琐，通常不适合临床同工酶常规检测，主要用于同工酶的分离、制备及纯化等。目前已有商品化的微型色谱柱用于临床同工酶分析。

（三）免疫法

免疫法是利用同工酶抗原性不同的特点建立的一类分析方法，主要包括免疫抑制法与免疫沉淀法。

1. 免疫抑制法

同工酶的一种亚基与相应的抗体结合后，酶活性会受到抑制，而不含有这种亚基的同工酶则不受影响，故测定加与不加抗体前后样本中酶活性的变化，可以计算出该型同工酶的活性。比如在CK同工酶中加入足量的CK-MM抗体，CKMM活性全部被抑制，CKMB活性抑制50%，CK-BB活性不受影响。此法简单、快速，适合临床急诊及批量样本的自动化测定。

2. 免疫沉淀法

含同工酶抗原的样本与相应抗体混合，在一定条件下可形成抗原-抗体复合物沉淀，离心后测定上清液中其他型别的酶活性。将加入抗体前后的酶活性相减，可求出被沉淀的同工酶活性。如前列腺ACP和胎盘ALP的测定。此法沉淀的形成过程一般较缓慢，37℃常需1小时左右，低温时所需时间更长。

（四）动力学分析法

测定动力学参数是同工酶研究中不可缺少的步骤。通过控制酶促反应条件，如利用化学抑制剂、特异性底物、升高温度、改变pH值等使待测定的某一种或几种同工酶发挥酶活性，最后用分光光度法或荧光法等测定酶活性的方法。根据控制条件的措施不同，可分为以下4种。

1. 抑制分析法

同一种抑制药对同工酶有不同的抑制作用。因此，利用化学抑制药对部分同工酶进行有效的抑制，从而测定出未被抑制的同工酶活性。

2. 底物特异性分析法

它是利用同工酶对底物的K_m及亲和力有差别进行测定的分析方法。如LDH1对α-羟丁酸的亲和力较大，K_m为0.84mmol/L，LDH$_5$对α-羟丁酸的亲和力较小，K_m为10mmol/L，因而可以用α-羟丁酸作为底物测定LDH$_1$的活性。

3. 热变性法

它是利用各型同工酶的耐热性差异进行测定的分析方法。如胎盘ALP在70℃高温下30分钟酶活性无变化，骨ALP在55℃下10分钟活性丧失95%以上。样本经65℃，10分钟预处理后只留下胎盘ALP。

4. pH分析法

它是利用各型同工酶最适pH值差异进行测定的分析方法。如AST的最适pH值为7.4，当pH值降为5.6时，细胞质AST（ASTs）活性明显降低，而线粒体AST（AsTm）则仍保持活性

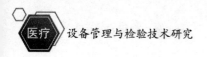

（五）蛋白酶水解法

就是根据同工酶对蛋白水解酶的敏感度不同，选择合适的蛋白酶浓度和反应时间，可将某些同工酶水解使其失活，有些同工酶则不受影响。此法简便、快速、易于自动化。

三、同工酶的诊断价值

临床上可根据酶浓度的变化用以辅助诊断。若酶浓度变化由细胞坏死或细胞膜通透性变化引起，表示脏器或组织损伤；若为细胞内酶合成增加所致，提示组织再生、修复、成骨或异位分泌，或提示有恶性肿瘤的可能；若为酶排泄障碍引起，说明有梗阻存在。同工酶的分析与鉴定则能更准确地反映出疾病的部位、性质和程度，具有十分重要的临床诊断价值。

第五节　诊断酶学在临床中的应用

一、血清酶的临床应用

由于酶广泛分布于全身各器官、组织，在血清中升高的机制又不尽相同，因此单凭某一酶的活性变化，很难做出独立诊断。若同时测定一组性质不同的酶，比较各酶活性的变化，就能根据酶活性增高或降低的"谱型"做出诊断，此种同时检测一组酶得到的图谱称为酶谱。

（一）心肌酶谱

传统的心肌酶谱由CK、AST、LDH和α-HBD组成，最简单有效的心肌酶谱也可由CK、CKMB、CK-MB亚型或CKMM亚型组成。目前临床上对AMI的早期诊断常测定心肌肌钙蛋白。

（二）肌酶谱

肌酶谱主要用于对骨骼肌疾病的诊断和监护。可测定CK、LDH、AST及其各自同工酶。

（三）肝酶谱

肝酶谱主要是用来判断有无肝实质细胞损伤、肝内外胆汁淤积等肝胆疾病。代表性的酶有ALT、AST、GGT、ChE。

（四）肿瘤酶谱

具有器官特异性的有ACP及其同工酶、ALP及其同工酶、γ-GT及其同工酶、AFU、AMY及其同工酶、LPS等。

（五）胰酶谱

胰酶谱主要用于急性胰腺炎的诊断和鉴别诊断。可测定AMY及其同工酶、LPS、磷脂酶A_2等。表7-4简要总结了临床诊断中常用酶的名称、参考范围、测定方法和主要临床意义，供参考。

表7-4 临床诊断中常用的酶及其同工酶

名称（缩写）	测定方法	参考范围	主要临床意义
丙氨酸氨基转移酶	连续监测法	5～40U/L	ALT是反映肝损伤的一个很灵敏的指标，临床上主要用于肝疾病的诊断
天冬氨酸氨基转移酶（AST）	连续监测法	10～29U/L	增高主要见于急性心肌梗死、肝胆疾病、溶血性疾病、进行性肌营养不良等

名称（缩写）	测定方法	参考范围	主要临床意义
碱性磷酸酶（ALP）	连续监测法	40～150U/L	增高：①胆道梗阻、肝硬化、胆石症、肝癌、肝炎和肝硬化；②骨骼疾病如变形性骨炎（Paget病）、副甲状旁腺功能亢进、佝偻病、软骨症、原发性和继发性骨肿瘤、骨折和肢端肥大症 降低：重症慢性肾炎、应用氯贝丁酯、硫唑嘌呤等
酸性磷酸酶（ACP）	连续监测法 磷酸麝香草酚酞法	2.2～10.5U/L 0.02～0.49UL	增高：前列腺癌，特别是发生转移时，变形性骨炎、恶性骨肿瘤、骨质疏松、多发性骨髓瘤及甲状腺功能亢进症等
血清α淀粉酶（AMY）	连续监测法 比色法	20～160U/L 148～333U/L	增高：急性胰腺炎、腮腺炎，急腹症如急性阑尾炎、肠梗阻、溃疡穿孔时也有不同程度升高
肌酸激酶（CK）	连续监测法	26～170U/L	增高：心肌梗死、心肌炎、进行性肌萎缩、皮肌炎等
肌酸激酶同工酶（CK-MB）	免疫抑制法 单克隆抗体法	0～15U/L 3μg/L	急性心肌梗死
胆碱酯酶（ChE）	连续监测法 比色法	4900～11900U/L 40～80U/L	降低：有机磷中毒、各种肝炎及其他慢性肝病。 增高：主要见于肾病综合征、甲状腺功能亢进症、糖尿病等
乳酸脱氢酶（LDH）	正向连续监测法 逆向连续监测法	109～245U/L <450U/L	急性心肌梗死，急、慢肝炎和肝硬化、肺梗死、白血病、肌营养不良等
乳酸脱氢酶同工酶（LDH同工酶）	琼脂糖电泳法	LDH1：35.0%±4.3% LDH2：38.0%±6.8% LDH3：19.8%±2.2% LDH4：3.7%±1.7% LDH3：3.3%±1.5%	LDH1和LDH2升高：急性心肌梗死、病毒性和风湿性心肌炎。LDH3和LDH4升高：急性肝炎、肝萎缩、传染性单核细胞增多症、骨骼肌损伤、皮肌炎、慢性肝炎、肝硬化等
脂肪酶（LP）	比浊法	28～280U/L	增高：急性胰腺炎及胰腺癌。急性胰腺炎时LP可持续升高10～15天，其他可见于胆道疾病

（续表）

名称（缩写）	测定方法	参考范围	主要临床意义
γ谷氨酰基转移酶（γ-GT，GGT）	连续监测法	男：9～50U/L 女：8～40U/L	增高：肝癌、肝硬化、肝炎、阻塞性黄疸、胆管炎、胰头癌、乙醇中毒
单胺氧化酶（MAO）	比色法	200～660U/L	增高：肝硬化、重症肝炎、慢性肝炎，也可见于糖尿病、甲状腺功能亢进症、肢端肥大症、心力衰竭引起的肝淤血等疾病
红细胞葡糖-6-磷酸脱氢酶（G-6-PD）	连续监测法	（0.78±0.13）U/μmol	降低：G6PD遗传性缺陷，蚕豆黄，某些药物诱发的急性溶血性贫血及某些小儿非球形红细胞溶血性贫血
α-羟丁酸脱氢酶	连续监测法 比色法	111～199U/L 53～135U/L	增高：急性心肌梗死
神经元特异性烯醇化酶（NSE）	放射免疫法	（3.0±2.4）g/L	增高：小细胞性肺癌。还可见于神经母细胞瘤、嗜铬细胞瘤、甲状腺髓样癌、燕麦细胞瘤等
溶菌酶（LYS）	比色法	血清：3～30mg 尿：<2mg/L	血清增高：白血病、全身性癌症患者。尿中增高：血清增高的患者，肾病综合征、镉中毒、慢性感染性肾病等
腺苷脱氨酶（ADA）	连续监测法 比色法	（22±4.4）U/L 0～25U	增高：肝炎、肝硬化、前列腺癌、膀胱癌、传染性单核细胞增多症、肿瘤所致的胆道梗阻等
尿丙氨酸氨基肽酶（AAP）	连续监测法	0.36～2.38moler	增高：急慢性肾炎、肾盂肾炎、肾病综合征、上尿路感染
醇脱氢酶（ADH）	连续监测法	（1.4±1.2）U/L	增高：急性肝实质细胞损伤
α-L岩藻糖苷酶（AFU）	终点法	（6.8±1.49）U/L	增高：原发性肝癌患者，阳性率81.2%，肿瘤切除后可在1～2周内恢复正常
超氧化物歧化酶（SOD）	比色法	红细胞：242mg/L； 血清：548g/L； 血浆：173g/L	增高：精神分裂症、骨髓瘤、淋巴瘤、粒细胞性白血病、高血压、心肌梗死。降低：贫血、蛛网膜下腔出血、吸烟等

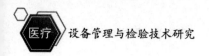

二、病例分析

（一）病例1

女性患者，黄疸并有恶心表现，尤其进食含脂肪高的食物后，常出现腹胀和不适。排泄大便有恶臭、色浅，深褐色尿液。无既往病史，其男友是乙型肝炎病毒携带者。体格检查：有黄疸，肝大，有触痛，中等度腹水。实验室检查：血总胆红素620mol/L，TP48.5g/L，Ab：28.6g/L，ALP223U/L，AST1835U/L，PT17.1s，KPTT52.3s。尿液：Bil（+++），Uro（++）。

1. 临床诊断

急性传染性乙型肝炎。

2. 诊断分析

（2）血胆红素浓度及AST活性明显增加，ALP活性轻度增加，提示肝细胞功能不良继发中度胆汁淤积。肝合成蛋白质减少，导致清蛋白浓度减低及总蛋白水平降低。肝合成凝血因子减少引起凝血时间的延长。

（2）尿中出现胆红素表明血中结合胆红素血增高。尿胆原水平增高与肝功能低下有关。

（二）病例2

女性患者，56岁，2周前皮肤出现黄染、瘙痒，伴食欲低下、乏力，尿液深黄。有胆囊结石16年，胆囊炎2年。体格检查：全身皮肤、巩膜黄染，皮肤瘙痒。B超检查发现胆总管结石，胆囊萎缩。实验室检查：血总胆红素623μmol/L，TP62.6g/L，Alb34.6g/L，ALT125U/L，AsT97U/L，ALP875U/L，GGT156U/L，尿液：Bil（+++），Uro（-）。

1. 临床诊断

肝后性黄疸。

2. 诊断分析

患者有明显黄疸。实验室检查结果发现：患者总蛋白和清蛋白浓度正常，ALT和AST活性轻度增加，AIP和GGT活性异常增加；尿中胆红素明显增高；B超检查发现胆总管结石。

参考文献

[1] 谢松城，郑焜.医疗设备使用安全风险管理[M].北京：化学工业出版社，
     2019.

[2] 蒲荣.医疗设备管理与维修[M].福州：福建科学技术出版社，2019.

[3] 周丽华.现代医疗设备维修与质量控制[M].北京：科学技术文献出版社，
     2019.

[4] 李爱军.医院医疗设备管理与维护[M].长春：吉林大学出版社，2018.

[5] 祁建伟.医疗设备管理与技术规范[M].杭州：浙江大学出版社，2018.

[6] 甘泉，张卫萍.医学影像设备学[M].北京：科学出版社，2018.

[7] 张卫萍，谢寰彤，甘泉.MRI技术与实验[M].镇江：江苏大学出版社， 2018.

[8] 姚旭峰，李占峰.医用CT技术及设备[M].上海：复旦大学出版社， 2018.

[9] 王永华.实用助听器学概论[M].杭州：浙江大学出版社， 2018.

[10] 王德华，王帅.医学影像设备学[M].武汉：华中科技大学出版社，2017.

[11] 陈宏文.医疗设备管理理论与实践[M].北京：北京大学医学出版社，2017.

[12] 郝利国.医学影像设备原理与维护[M].杭州：浙江大学出版社，2017.

[13] 石明国，韩丰谈.医学影像设备学　本科影像技术[M].北京：人民卫生出版
     社，2016.

[14] 冯开梅，卢振明.医学影像设备[M].北京：人民卫生出版社，2016.

[15] 黄钢.核医学与分子影像临床操作规范[M].北京：人民卫生出版社，2014.